Ab Morgen Bin Ich Arm

Persönliche Geschichte
und Ratgeber
von
Magdalene Baum

Ein Weg aus Armut und Depression
Ein 10-Schritte-Programm

Magdalene Baum

AB MORGEN BIN ICH ARM

Persönliche Geschichte und Ratgeber
von Magdalene Baum
Ein Weg aus Armut und Depression
Ein 10-Schritte-Programm

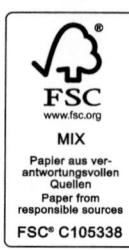

Bibliografische Information der Deutschen Nationalbibliothek:
Die Deutsche Nationalbibliothek verzeichnet diese Publikation in der Deutschen
Nationalbibliografie; detaillierte bibliografische Daten sind im Internet über
http://dnb.dnb.de abrufbar.

© 2015 Magdalene Baum
Umschlaggestaltung: Magdalene Baum
Herstellung und Verlag: BoD – Books on Demand, Norderstedt

ISBN 978-3-7392-0800-8

AB MORGEN BIN ICH ARM

GLIEDERUNG

Vorwort

Ab Morgen Bin Ich Arm

Vorwort

Dieser Ratgeber entstand in erster Linie durch die Ermunterung anderer Menschen. Menschen, die in meiner schwersten Zeit meinen Weg kreuzten. Je gesünder ich wurde, desto klarer wurde auch mein Bestreben andere Betroffene an meinem Erfolg teilhaben zu lassen. Immer in der Hoffnung, dass der Leser* einen hohen Nutzen zur Verbesserung seiner eigenen Lebenssituation daraus ziehen kann. In jener Zeit, die einige Jahre andauerte bis ich wieder vollkommen gesund war, musste ich viele alte Lehren, Glaubenssätze, sowie tief verwurzelte Überzeugungen über Bord werfen. Ganz einfach weil sie mir nicht halfen, unvollständig waren oder einfach nicht stimmten.

Unter anderem bin ich davon überzeugt, dass persönlich überstandene Krisen, in diesem Fall, mein gesundheitlicher und finanzieller Ruin, die beste Grundlage darstellen, andere Menschen erfolgreich zu beraten und zu begleiten. Da dieser Ratgeber als praktischer Begleiter gedacht ist, halte ich es für erforderlich, persönlich Erlebtes in Verbindung mit Wissen und Techniken, die mir als langjährig praktizierender Coach, Trainerin und praktische Supervisorin zur Verfügung stehen, für Sie als Leser* miteinander in Einklang zu bringen. Deshalb habe ich meine eigene Geschichte abgespeckt niedergeschrieben. Mit den dazugehörenden Emotionen und dem Weg hinaus aus Krankheit und Armut. Eine Selbstheilung ohne Einnahme von Medikamenten, wenn Sie so wollen. Daraus entwickelte ich später das in diesem Buch beschriebene 10-Schritte-Programm. Im Verlauf dieses Ratgebers erfahren Sie, wie Sie sich selbst Schritt für Schritt aus belastenden Emotionen und einer desolaten Lebenssituation befreien können. Wenngleich die angegebenen Übungen keine Gefahren in sich bergen, so kann ich doch weder Garantien noch irgendeine Haftung übernehmen. Darüber hinaus ersetzt dieser Ratgeber einen gegebenenfalls notwendigen Besuch bei Arzt oder Heilpraktiker selbstverständlich nicht.

Nun wünsche ich Ihnen viel Gesundheit und natürlich genauso viel Erfolg!

Ihre
Magdalene Baum

*Aus Gründen der Einfachheit beschränke ich mich in diesem Ratgeber auf die männliche Anredeform und bitte gleichzeitig alle Leserinnen und Leser um Verständnis.

GLAUBE

AN EINE GRENZE

UND SIE IST DEIN!

(Buddha)

1. Kapitel

Einführung

Kein Geld mehr zu haben ist für jeden eine bedrohliche Angelegenheit. Bei den meisten von uns ist es jedoch lediglich die Angst davor. Gott sei Dank sind die wenigsten Menschen tatsächlich betroffen. Die wenigsten wissen, wie es sich anfühlt alles zu verlieren und nichts mehr zu haben. Und wenn ich sage nichts mehr, meine ich auch nichts mehr. Auch wissen die wenigsten, wie es ist sich nichts zu essen kaufen zu können. Gott sei Dank! Dennoch, es kommt vor. Dagegen kann man auch präventiv keine Versicherung abschließen.

Möglicherweise haben sich die negativen Ereignisse und Umstände in Ihrem Leben verschärft, beziehungsweise angehäuft, aus welchen Gründen auch immer. Dies können Krankheiten sein, die einen Wiedereinstieg in den erlernten oder einen adäquaten Beruf unmöglich machen, es mag sein, dass Sie nicht (mehr) vermittelbar sind durch die Agentur für Arbeit. Oder Sie haben eine Firmenpleite hingelegt, verbunden mit einer Privatinsolvenz. Möglich ist auch, dass Sie den Verlust oder die Trennung von einem geliebten Menschen nicht verkraftet haben. Vielleicht haben Familientragödien der unterschiedlichsten Art Sie in den Abgrund stürzen lassen. Oder, oder, oder ...; es gibt zahlreiche Gründe, die einen Menschen tiefer fallen lassen, als er es jemals für möglich hielt. Möglicherweise gehören Sie ebenso dazu, wie ich es tat. Jedenfalls ist plötzlich alles anders und man gehört in die Riege der Hartz-IV-Empfänger oder zu anderen Gruppen von Menschen, die nicht mehr in der Lage sind, sich ihren Lebensunterhalt selbst zu verdienen. Letzter Rettungsanker für diese Menschen ist oftmals Hartz-IV. Noch tiefer fallen bedeutet: Obdachlosigkeit und ein Leben, in welchem das gesamte Hab und Gut möglicherweise in einem Einkaufswagen herumgefahren wird. Dies will natürlich niemand hören und betroffen sein schon gar nicht. Deshalb schauen wir einfach weg und gehen davon aus, dass dies nur bestimmten Leuten passiert; auf jeden Fall anderen, aber ganz gewiss nicht uns selbst.

In diesem Zusammenhang machen sich nicht selten schlechte Gefühle breit. Ist dies doch eine Gesellschaftsschicht mit sehr schlechtem Ruf. Ob dieser Ruf berechtigt ist oder nicht, ist sicherlich immer im Einzelfall zu betrachten. Fest steht jedoch, man ist nicht einfach nur arbeitslos. Man hat nichts mehr. Im Ansehen steht man hinter dem Personenkreis, der von Altersarmut betroffen ist, jedoch noch eine Stufe vor dem Stand der Obdachlosen. Ruf hin oder her, plötzlich gehört man dazu. Es kann jeden treffen, vergessen wir das nicht. Was meine Person betrifft, so muss ich gestehen, dass ich in der Vergangenheit nie auch nur einen Gedanken an dieses Thema verschwendet hatte. Ebenso wenig existierte in meiner Vorstellung ein Bild dazu.

Für wen ist dieses Büchlein nicht geeignet?

Bevor es nun losgeht, möchte ich noch etwas zur Zielgruppe sagen. Es soll ja tatsächlich Leute geben, die sich in der Rolle eines Arbeitslosen und Hartz-IV-Empfängers recht wohl fühlen und dort bleiben möchten. Menschen für die es schon zur Normalität gehört auf Staatskosten zu leben. Sie haben sich wohl in diesem Leben für die Zukunft eingerichtet und leben ihren Kindern dies auch genauso vor, so dass diese später wie selbstverständlich in die gleichen Fußstapfen treten (müssen). Für diese Personen ist dieses Buch ungeeignet, da es hier darum geht wieder aufzustehen und neu Fuß zu fassen, nämlich dann, wenn man wieder gesund und voller Kraft ist, um das eigene Leben wieder selbst zu meistern.

Es gibt noch einen weiteren Personenkreis, für den dieses Buch ungeeignet ist. Wenn Sie, lieber Leser, sich vollkommen sicher sind, dass Ihre Lebenssituation, in der Sie sich zurzeit befinden, nichts mit Ihnen selbst zu tun hat. Sollten Sie darüber hinaus davon überzeugt sein, dass Sie ein Opfer sind und Ihnen das Leben übel mitspielt, dann sollten Sie dieses Buch in die Untiefen Ihres Bücherregals verbannen. Es soll ja immer noch Menschen geben, die glauben, dass die Katastrophen in ihrem Leben zufällig auftauchen, während im Leben anderer Leute die Katastrophen ausbleiben. Katastrophen wie: Firmenpleiten, Insolvenzen, Entlassungen, Trennungen, Scheidungen, familiäre Probleme und nicht zuletzt und nicht zu vergessen: Krankheiten. Dies alles sind jedoch keine Zufälle! Das Blöde an diesem Denkmodell ist, dass demnach eigentlich alle betroffen sein müssten. Sollten Sie hingegen die Möglichkeit in Erwägung ziehen, dass Ihre derzeitige Lebenssituation das Ergebnis Ihrer bisherigen Gedanken- und Gefühlswelt, sowie Ihrer Handlungen ist, dann lade ich Sie ein, weiterzulesen. Und wenn Sie gewillt sind, Ihr derzeitiges Lebensmodell auf den Prüfstand zu stellen und zu verändern, so kann es sein, dass dieser Ratgeber, wie gewünscht, für Sie eine Hilfe darstellt. Den ersten Schritt jedenfalls, haben Sie bereits getan. Sie haben diesen Ratgeber gekauft und offensichtlich schon einmal bis zu dieser Stelle gelesen. Also, weiter so!

Wie arbeiten Sie am besten mit diesem Ratgeber?

Dieser Ratgeber ist nicht nur zum Lesen, sondern auch als Arbeitsmittel gedacht. Deshalb habe ich einige Tipps für Sie aufgelistet, die Ihnen die Arbeit mit diesem Buch erleichtern können.

1. Legen Sie sich eine einfache Ringbuchmappe an, in die Sie Registerkarten einheften, die Sie gemäß der in der Gliederung aufgeführten Emotionen und der 10 Schritte beschriften.

2. Finden Sie in Ihrer persönlichen Geschichte Emotionen, die in Kapitel 5 nicht aufgeführt sind, erstellen Sie dafür zusätzliche Registerkarten.

3. Beschreiben Sie Ihre persönliche Gefühlslage genauestens. Es geht um Ihr Leben. Diese Blätter heften Sie hinter die jeweiligen Registerkarten.

4. Darüber hinaus finden Sie in den einzelnen Kapiteln Empfehlungen; Ihre Erlebnisse, Sachverhalte etc., aufzuschreiben. Diese Blätter heften Sie dann ebenfalls chronologisch in Ihre Ringbuchmappe, um immer wieder, darauf zugreifen zu können.

5. Weiterhin empfehle ich Ihnen Ihre eigene Geschichte aufzuschreiben und diese ebenfalls in Ihre Mappe zu heften. Das Schreiben an sich kann schon gesundheitsfördernd sein. Es geht hier nicht um Druckreife. Einzig das Befreiende und Klärende gilt hier als vorrangiges Ziel.

6. Hüten Sie Ihren Ratgeber wie einen Schatz und überlegen Sie sich gut, ob Sie jemanden daran teilhaben lassen. Warum? Weil Veränderung im Spiel ist. Und die Menschen Ihres Umfelds es wahrscheinlich nicht besonders mögen, wenn Sie sich verändern. Veränderung löst Ängste und Unsicherheiten aus. Das gilt übrigens für alle Menschen und ist deshalb als normal zu bezeichnen. Für Sie persönlich wäre es jedoch äußerst anstrengend sich in Ihrer derzeitigen Situation auch noch für alles rechtfertigen müssen, was Sie umtreibt. Sie benötigen all Ihre Kraft, um aus dieser alten belastenden Situation herauszukommen und ein neues Leben zu entwi-

ckeln. Dabei haben Sie wahrscheinlich nicht einmal eine Vorstellung davon, wie Ihr neues Leben aussehen soll.

7. Die in diesem Ratgeber aufgeführten Übungen sind in keiner Weise gefährlich. Falls Ihnen während der Übungen etwas unangenehm wird, hören Sie einfach auf und machen gegebenenfalls zu einem anderen Zeitpunkt weiter.

2. Kapitel

Meine persönliche Geschichte

Wie gesagt, ich selbst hatte nicht einmal ein Bild zum Thema Absturz, Pleite, Jobverlust und Hartz-IV. Dennoch, plötzlich war ich arm. Ich wurde 50, als ich alles verlor. Gesundheit, Geld, Haus und Grund, sowie meine Firma - alles futsch. Ich hatte nichts mehr und schon gar keine Perspektive von Zukunft. Und für den Mann, dem damals mein Herz gehörte, war ich auch nicht mehr interessant. Es gab auch niemanden mehr, der mich in irgendeiner Form unterstützt hätte, weder moralisch, tatkräftig noch finanziell. Ich gehörte einfach nicht mehr dazu, zu den Starken und Erfolg-Reichen. Schluss, aus, Micky Mouse! Das Ende vom Lied war, dass mein Kind Opfer eines Gewaltverbrechens wurde, was mir persönlich den Rest gab und meine kleine Familie für lange Zeit völlig zerstörte. Von diesen Katastrophen umgeben vegetierte ich in ständiger Angst und von Panikattacken geschüttelt dahin. Angst zu sterben, Angst nie wieder gesund zu werden, Angst vor dem Gerichtsvollzieher, der zum ungebetenen Dauergast wurde, Angst, dass mein Kind das alles nicht überlebt, Angst vor Hass, Angst vor dem Leben, Angst vor Gläubigern, Angst vor Rechtsanwälten, Angst Briefe zu öffnen, Angst vor Türläuten und, und, und … Nervlich war ich buchstäblich zu einem Wrack geworden.

Ich konnte vor Kraftlosigkeit, Erschöpfung und Herzschmerzen nicht mehr aufstehen und hütete das Bett. Lediglich um mein Kind zu versorgen, schleppte ich mich lethargisch durch die Wohnung und rührte irgendwelche Nahrungsmittel zu einer Mahlzeit zusammen, wobei ich mich bemühte, so zu tun, als sei alles halbwegs in Ordnung. Was natürlich nicht der Fall war. Ich lag also ständig mit Herzschmerzen, Panikattacken und Depressionen im Bett, und mein Sohn inhalierte vor dem Fernseher Kindersendungen. Allein körperlich waren wir beide zu nichts mehr im Stande. Unser beider, sowohl seelischer, körperlicher, als auch geistiger Zustand war grottenschlecht. Letztlich spiegelte der körperliche Zustand lediglich unser Innenleben wider. Natürlich. Anstatt Liebe, tauschten wir Hass und Aggressionen aus und machten uns somit zusätzlich gegenseitig das sowieso schon kranke Leben zur Hölle.

Vielleicht kann es ein Trost sein zu wissen, dass man nicht alleine betroffen ist; dass es noch mehr Menschen gibt, die von der Erfolgsleiter geplumpst oder aus anderen Gründen in die Armut gefallen sind. Mir persönlich war dieses Wissen insofern ein Trost, weil mir klar wurde, dass dies jedem Menschen passieren kann. Gespräche über das Elend habe ich jedoch möglichst vermieden. Lediglich mit meinem Betreuer sprach ich gelegentlich darüber, was aber aufgrund der niedrigen Besuchsfrequenz entsprechend selten war. Falls sich Menschen im persönlichen Umfeld befinden, die einen ein Stückweit auffangen und Trost spenden können, so ist dies sehr wertvoll. Da ich niemanden dieser Art hatte, hätten mich Gespräche über das allgemeine

Hartz-IV-Elend eher noch weiter heruntergezogen. Außerdem besteht immer die Gefahr, dass man im Elend steckenbleibt und leicht andere Menschen für das „Schicksal" verantwortlich macht. Irgendwie wusste ich jedoch, dass ich diesen Absturz alleine bewältigen muss, ohne dass ich es hätte erklären können.

Allerdings sollte auch niemand vergessen, dass jeder Mensch in eine Situation geraten kann, in der er alles verliert, auch unverschuldet. Jedenfalls dann, wenn wir wieder in der Lage sind sachlich über unsere Situation nachzudenken. Leider funktioniert das nicht sofort und auch nicht so einfach. Manchmal nie! Denn sonst wären wir schon wieder auf dem aufsteigenden Ast, nicht wahr? Mit diesem Abrutschen entstehen neue, möglicherweise nie gekannte Gefühle der Demütigung, des Versagens und der Hoffnungslosigkeit. Vieles davon ist hausgemacht. In der Abwärtsspirale erkennen wir das jedoch in aller Regel nicht. In diesem Abwärtstrend schaffen wir es auch nicht von jetzt auf gleich damit aufzuhören. Diesbezüglich ist niemandem ein Vorwurf zu machen. Ich selbst empfand zudem Desillusionierung, Enttäuschung und nicht zuletzt Resignation darüber, es nicht mehr geschafft zu haben, mich und meine Familie dauerhaft selbst finanzieren zu können, mit allem was es braucht, um ein geordnetes und finanziell stabiles Leben zu führen. Mein Selbstvertrauen war mit einem Wisch weggefegt. Dort, wo einst mein Selbstvertrauen regiert hatte, gab es nur noch einen dicken Klumpen, der Versagen hieß und gleichsam mit meinen Ängsten wuchs. Dieses Gefühl versagt zu haben, verdrängte ich noch lange Zeit, während es längst meine Zukunft kreierte. Und zwar in Form von

Angst vor der Zukunft, weil ich mich davor fürchtete wieder zu versagen.

Vorbei war natürlich auch jegliche Art von Luxus, die ich uns vorher gönnen konnte. Einfach in ein Geschäft gehen zu können und einzukaufen ohne lange zu überlegen, ob diese Ausgabe ins Budget passt. Mal wenig Geld zu haben, ist eine Sache, arm zu sein, ist etwas vollkommen anderes.

Ich erinnere mich noch sehr gut an den Tag, als ich, mittlerweile physisch und psychisch zum Wrack geworden, zum Sozialamt schlich, um finanzielle Unterstützung zu erhalten. Ich schämte mich so sehr, dass ich am liebsten im Erdboden versunken wäre, als ich wie ein Häuflein Elend zusammengesunken, apathisch und heulend vor der Beraterin saß, die mir im Übrigen ausgesprochen freundlich und hilfsbereit begegnete. Ich war nicht in der Lage die Antragsformulare eigenständig auszufüllen. Einfach ausgedrückt: Ich war so kaputt, dass ich einen Betreuer benötigte, der einen Großteil erledigte. Allerdings sollte es noch Monate dauern, ehe ich die erste Zahlung erhielt. Da aufgrund meiner ehemaligen Selbstständigkeit eine Steuererklärung beim zuständigen Amt vorgelegt werden musste, und ich diese erst Monate später vorlegen konnte, verzögerte sich die erste Zahlung entsprechend nach hinten. In jener Zeit lebten mein Kind und ich in einem kleinen Dorf, in dem es keine Einkaufsmöglichkeiten gab, jedenfalls nicht für meinen Geldbeutel. So war ich in meinem kranken Zustand gezwungen, zum Einkauf mehrere Kilometer auf meinem uralten, klapprigen Fahrrad zum nächsten Supermarkt zu eiern oder zu Fuß zu gehen. In jenem Winter gab es eine Menge Schnee und Bahnfahrten konnte ich mir nicht leisten ohne zu riskieren, dass ich nichts Essbares mehr für meine kleine Familie kaufen konnte. In dieser Zeit entwickelte ich ein beständiges Mangelbewusstsein, dass mich noch eine ganze Weile begleiten sollte, nachdem ich bereits die Grundsicherung erhielt. Dieses Mangelbewusstsein ging so weit, dass ich das Gefühl hatte zu verhungern, weil mein Kühlschrank immer leer war und ich natürlich lieber nichts aß, als mein Kind hungern zu lassen. Später dann, als ich im Hartz-IV-Bezug war und genug Nahrungsmittel kaufen konnte, aß ich einfach immer zu viel. So als würde es morgen nichts mehr geben. Heute habe ich auch das erfolgreich gelöst.

Was Mangel und Armut betrifft, so erinnere ich mich in diesem Zusammenhang gut an folgende Begebenheit: Irgendwann nach monatelanger Wartezeit wurde mein Antrag auf Grundsicherung bewilligt. Die erste Zahlung sollte jedoch erst im folgenden Monat erfolgen. Allerdings erhielt ich an jenem Tag unverhofft im Vorhinein ein Monats-Ticket für das regionale Netz von Bus und Bahn. Plötzlich hatte ich 15,00 Euro, die ursprünglich für Nahrungsmittel bestimmt waren, mehr im Portemonnaie, und ich konnte mit der Bahn nach Hause fahren ohne auch nur einen Cent für die Bahnfahrt zu zahlen. Was für ein Luxus! Dieses Ereignis überwältigte mich dermaßen, dass ich meine Tränen nicht mehr zurückhalten konnte und vor Dankbarkeit und Glück weinte, als mir das Ticket überreicht wurde. Schnurstracks steuerte ich zum ersten Mal seit vielen Monaten ein Café an und beschenkte mich selbst mit einer Tasse Kaffee. In den nächsten

Monaten sollte ich noch häufig mit dem Zug einfach von A nach B fahren, nur um das Geschenk des Fahrens willen.

Niemals hätte ich den Gang zum Sozialamt unternommen, hätte ich nicht ein Kind gehabt, das es zu versorgen galt. Wir lebten von knapp 300,00 Euro monatlich. Vielleicht denken Sie: „Das ist doch eine Menge Geld!" Das stimmt auch. Allerdings konnte ich mit diesem Betrag unsere Fixkosten nicht annähernd zahlen. Daher wuchsen auch meine Schulden gleichmäßig weiter. Darlehensraten, die ich nicht bedienen konnte; Miete meiner gewerblichen Immobilie, Strom, Gas, Wasser und so weiter - ohne dass ich, außer für Nahrungsmittel und Schule Geld ausgab. Wie schon erwähnt, konnte ich aufgrund meiner Krankheit nicht mehr arbeiten und war gezwungen, mein Beratungs- und Trainingsgeschäft aufzugeben. Wie bereits berichtet, hatte ich ja auch noch mein krankes Kind. Allerdings kam ich irgendwann nicht mehr umhin, mich zu fragen, warum ich wohl mehrere Zusammenbrüche in einem Jahr erlitt, also so krank wurde, dass ich nicht mehr arbeiten konnte. Um ehrlich zu sein: Ich konnte überhaupt nichts mehr!

Natürlich hörten, nur weil ich mittlerweile alles aufgegeben hatte, sämtliche finanziellen Verpflichtungen aus dieser Zeit nicht einfach auf zu existieren. Leider! Zu meiner eigenen Krankheit kamen noch ein Todesfall in meiner Herkunftsfamilie und zusätzlich das Gewaltverbrechen, an meinem Kind. Letzteres warf mich schlussendlich völlig aus der Bahn. Unser beider Gesundung war zeitlich nicht abzusehen, und so steuerte ich schnurstracks noch in meine Firmenpleite, die mir dann zusätzlich den finanziellen Ruin bescherte. Zwangsversteigerung und Notverkauf meiner

Immobilien waren nicht mehr zu verhindern. Hinzu kamen neue Schulden, die aus einem verlorenen Gerichtsprozess resultierten. Mahn- und Vollstreckungsbescheide flatterten mir nur so ins Haus, die ich alle nicht bedienen konnte. Ich muss gestehen, dass ich die Briefe irgendwann nicht mehr öffnen konnte, ohne das Gefühl zu haben einen Herzinfarkt zu erleiden. Ich ließ sie einfach ungeöffnet und stapelte sie zu Beginn auf meinem Schreibtisch, um sie dann irgendwann in einer Kiste verschwinden zu lassen. Was selbstverständlich keine Lösung war. Natürlich wusste ich das. Aber ich schaffte es einfach nicht, mich mit diesen Themen auseinanderzusetzen, ohne zu kollabieren.

Regelmäßiger, wenn auch ungebetener Gast in jener Zeit, war der Gerichtsvollzieher. Dessen Besuche hörten erst auf, als ich eine Eidesstattliche Versicherung abgab. Wie soll es auch anders sein: Selbstverständlich hatte ich auch davor Angst. Es gab nichts mehr wovor ich keine Angst hatte. Mein Verstand war zu rationalem Denken nicht mehr in der Lage. Dementsprechend waren natürlich auch meine Handlungen. Ich malte mir das schlimmste Szenario aus, was da wohl auf mich zukommen würde. Was ich dort würde tun müssen. Auch hatte ich entsetzliche Angst vor den Folgen: Meinem Ansehen und um meinen Ruf, was wiederum schlechte Zukunftsaussichten mit sich brachte. Fakt ist außerdem: Ich war nicht in der Lage zu sehen, dass mein guter finanzieller Ruf ohnehin schon dahin war. Somit gehörten natürlich sowohl meine Kreditwürdigkeit als auch meine Kreditfähigkeit der Vergangenheit an. Aber mit meinem damaligen Betreuer an meiner Seite schaffte ich auch den Schritt, eine Eidesstattliche Versicherung abzugeben - so erniedrigend dies auch war. Somit kehrte langsam Ruhe ein. Um die Folgen hatte ich mich in den folgenden Jahren selbst zu kümmern.

Natürlich wusste ich, wie jeder andere auch, dass in Krisenzeiten ans Licht kommt, wer dein wahrer Freund ist und wer nicht. Dennoch traf es mich sehr hart, dass ich auf einmal für Freunde und Bekannte nicht mehr existierte. Es schmerzt doch sehr, festzustellen, dass niemand mehr da ist, wenn das ganze Leben in Trümmern liegt und man nur des Geldes wegen gemocht wurde. Mein Vertrauen in Freundschaft war jedenfalls für sehr lange Zeit zerstört. Was noch an Bekanntschaften vorhanden war, verhinderte ich selbst. Ich war so verbittert, dass ich über Jahre hinweg keine Kontakte mehr wollte.

Ich glaube, das Problem ist nicht eine einzige Sache die schiefgeht, sondern vielmehr die Tatsache, wenn in einem Leben alles zerbricht. Und manchmal haben wir dann wohl das Gefühl, dass nichts mehr geht. Aus diesem Gefühl heraus tat ich für meinen Geschmack das einzig Richtige. Ich ließ mir einen Betreuer für einzelne Lebensbereiche an die Seite stellen, der sich für mich auch als große Hilfe erwies. Rückblickend erlebte ich den größten Nutzen darin, dass er mich darin unterstützte, dass ich überhaupt die Hartz-IV-Grundsicherung bekam, dass er sich mit meinen Gläubigern auseinandersetzte, mich bei der Abgabe einer Eidesstattlichen Versicherung unterstützte und mir später eine neue Wohnung beschaffte. So erhielt ich den nötigen Raum, um zur Ruhe zu kommen. Da ich keinen Arzt aufsuchte, einerseits weil vor vielen Jahren mein Glaube an diese Berufsgruppe in den Minusbereich gerutscht war und andererseits hätte ich mir, wenn ich denn gewollt hätte, gar keinen Arzt leisten können, da ich keine Krankenversicherung besaß. Also half ich mir selbst. Und zwar ohne jegliche medizinische Begleitung.

Wie ich das anstellte?

Ich schlief so viel ich konnte. Was an sich schon schwierig genug war, da ich unter gewaltigen Schlafstörungen litt. Gleichzeitig bewegte ich mich so wenig wie möglich. Eine lange Zeit jedenfalls. Auch aß ich wenig, trank aber reichlich Wasser. Später entdeckte ich für mich die wohltuende Wirkung von Schokolade. Erst wesentlich später erfuhr ich, dass ich mir durch meine Schokoladenrationen ernährungstechnisch das für den Körper notwendige Eisen zuführte. Das fand ich praktisch. Natürlich blieb mir die unschöne Nebenwirkung von zu viel Schokolade nicht erspart. Ich nahm zu – nicht zuletzt auch wegen einer neuen Krankheit: Schilddrüsendysfunktion. Da sich im Laufe besserer Gesundheit auch wieder mein Appetit einstellte, ich mich jedoch keinen Millimeter mehr als nötig bewegte und selbstredend nicht auf meine Schokolade verzichtete, war es kein Wunder, dass sich sozusagen meine erotische Nutzfläche erheblich vergrößerte.

Meine Wachphasen verbrachte ich damit emotionalen Stress abzubauen, indem ich Stirn-Hinterhaupt hielt (wird in Kapitel 7, Schritt 3: Emotionaler Stressabbau erläutert). Auf diese Weise schaffte ich es meine Nerven zu beruhigen, mich stufenweise mehr und mehr in Ruhe und Entspannung zu bringen und mir Erholung zu verschaffen. Schlussendlich war ich in der Lage, mich immer weniger aufzuregen. Das Ergebnis war, dass ich immer ruhiger wurde, so dass ich auch wieder anfing klarer zu denken.

Leider funktionierte das nicht alles in einem Rutsch, so dass ich mich noch lange Zeit sowohl handlungs- als auch entscheidungsunfähig fühlte. Im Lauf der Zeit fielen mir kleine Verrichtungen im Haushalt schon leichter. Jedoch war es mir nicht möglich über einen längeren Zeitraum aufzubleiben. Soll heißen: Ich musste mich immer wieder hinlegen, weil ich völlig erschöpft war und mein Herz mir keinerlei Anstrengung erlaubte.

Mit fortschreitender Genesung wurde mir bewusst, wollte ich ehrlich zu mir selbst sein, so wie ich es in der Vergangenheit meinen Klienten immer erzählt hatte, dass ich gezwungen war, eine Selbstanalyse zu starten. Je tiefgreifender, desto besser, das wusste ich. Was macht auch sonst Sinn, wenn man ganz unten angekommen ist! Dies tat ich also, indem ich meine Ist-Situation für mich selbst aufs Papier brachte. Ebenso drängten sich mir Fragen auf, für die ich früher einfach keine Zeit hatte. Möglicherweise hielt ich es damals aber auch für besser diese Fragen zu verdrängen, weil ich sonst Veränderungen hätte herbeiführen müssen. Bei der Aufstellung meiner Ist-Situation kam zum einen ans Licht, dass ich mich vollkommen übernommen hatte mit all meinen Projekten. Ich wollte zu viel in zu kurzer Zeit alleine bewältigen. Zum anderen wollte ich das Falsche. Dies galt sowohl für meinen beruflichen als auch privaten Weg.

Soweit, so gut. Nun kam unweigerlich die Frage nach dem *WARUM*, und gab es möglicherweise noch andere Gründe für die Zusammenbrüche? Zu jener Zeit dachte ich, dass ich meinen Beruf als Coach und Trainerin nie wieder würde ausüben wollen. Ich wollte einfach nicht mehr. Es war mir alles zu viel und zu anstrengend. Außerdem war mir die Lust und Begeisterung für meinen Beruf abhandengekommen. Ich verfügte über keinerlei Kraft und Antrieb mehr in mir. Ich wollte gar nichts mehr. Um es ganz deutlich zu sagen: Ich wollte nicht mehr leben. Auch hielt sich das deutliche Gefühl, dass ich diese ganze Angelegenheit nicht überleben würde. Das Wort Lebenswille existierte für mich überhaupt nicht mehr. Nicht das ich zu Beginn großartig dazu gekommen wäre, über mein Leben nachzudenken. Viel zu sehr war ich gefangen in meinen Herzschmerzen, Panikattacken, Ängsten und totaler Erschöpfung. Auf alle Fälle hatte ich jegliches Interesse an meinem Leben, wie auch am Leben anderer Menschen verloren, ganz gewiss jedoch war das Interesse an meinen Klienten mit ihren Problemen völlig erloschen. Eine andere Perspektive sah ich jedoch auch nicht. All dies erhöhte nicht gerade meinen Lebensmut - von Lebensfreude gar nicht zu sprechen.

Das Wort Zusammenbruch impliziert ja, dass etwas, das bisher (auf irgendeine Weise) funktioniert hat, in sich zusammenbricht oder zusammenfällt. Da ich grundsätzlich den psychosomatischen ganzheitlichen Ansatz bis in letzter Konsequenz vertrete, konnte es nicht anders sein, als dass an meinem Lebensmodell irgendetwas nicht stimmte.

Soweit so gut. Oder nicht gut, was mich selbst betraf! Bekanntermaßen gibt es vier Lebenssäulen, die, so sie intakt sind, unser Leben ausmachen und tragen. Da wären: der Beruf, Paarbeziehung und Familie, die Gesundheit, und das soziales Umfeld, wie Freunde etc. Idealerweise ist die Gewichtung der vier Lebensbereiche gleichmäßig verteilt, sodass nichts zu kurz kommt, beziehungsweise überbelastet wird. Am Beispiel eines vierbeinigen

Tisches kann man sich das gut vorstellen. Sind bei einem Tisch nicht alle vier Tischbeine gleich lang, wackelt der Tisch. Bricht jedoch ein Bein völlig weg, kippt der Tisch, weil er keinen Halt mehr findet. Allerdings kann ein Tisch, der von vornherein für drei Beine konzipiert wurde, hervorragend stehen. Fällt jedoch noch ein weiteres Tischbein fort, hält gar nichts mehr ohne zusätzliche Stütze. Sie werden nun den berechtigten Einwand bringen, dass es stabile einbeinige Tische gibt. Richtig! Diese sind jedoch ebenso, wie das „Dreibein", von voneherein entsprechend konstruiert.

Nun komme ich wieder auf mein ursprüngliches Lebensmodell zurück. Wie erwähnt, stimmte irgendetwas ganz und gar nicht in meinem Leben. Bei mir waren nicht etwa ein, zwei, oder drei Tischbeine weggebrochen – nein, alle vier Beine waren futsch und meine Tischplatte, also ich, knallte ohne Netz auf den Boden.

Ich fuhr also fort mit meiner Bestandsaufnahme und konnte für mich ein Häkchen am Thema Beruf machen. Es ist wohl der falsche Beruf für mich, wenn ich davon krank werde. So dachte ich. Dies war für mich eine äußerst schmerzhafte Erkenntnis, da ich meinen Beruf immer mit vollem Herzen und Begeisterung ausgeübt hatte. Hier galt es also einiges in Ordnung zu bringen und im Laufe der Zeit herauszufinden, was ich denn wirklich tun wollte. Was meine Gesundheit betraf, nun ja, es war wohl offensichtlich, dass ich ein Wrack war. Für mich selbst habe ich die Wahrheit übernommen, dass die Gesundheit die wichtigste Säule darstellt. Denn wie wir alle wissen, geht ohne Gesundheit gar nichts. Als nächstes standen Familie und Freunde auf der Liste der Selbstanalyse. Sicher, dort gab es einige Enttäuschungen in der Vergangenheit und auch uralte Geschichten in der Herkunftsfamilie, die ich jedoch schon gelöst und somit gesund verarbeitet hatte. In diesem Bereich hatte ich wohl keine so großen Defizite, dass sie mich in diese Reihe von Zusammenbrüchen gestürzt hätten. Oder etwa doch? Nun ja, selbstverständlich war mir klar, dass beispielsweise stetige Probleme innerhalb der Familie sowohl sehr kräftezehrend, als auch zerstörerisch sein können. Aber die Probleme mit meinem Kind lagen ja zu jenem Zeitpunkt noch vor mir. Also konnte, oder vielleicht sollte ich besser sagen, musste ich diesen Punkt auch abhaken, jedenfalls was die Schwere meines Absturzes betraf. Was blieb, waren Gesundheit und Paarbeziehung. Zur Erläuterung sei gesagt, dass der Ausdruck „schnell abgehakt" bedeutet, dass ich intellektuell begriffen hatte, dass ich mich in der Vergangenheit auf dem falschen Dampfer befunden hatte. Die emotionale Heilung ging nicht so rasch vonstatten und erfolgte stufenweise. Vor mir stand noch so manche Kurskorrektur, die ich noch vorzunehmen hatte, bis ich gesundheitlich so stabil war, dass ich wieder auf eigenen Füßen stehen konnte.

Was jedoch blieb, war das Thema Paarbeziehung. In diesem Bereich etwas auf den Prüfstand zu stellen, lehnte ich kategorisch ab. Erst als ich immer noch Herzprobleme hatte, viel weniger zwar, ich aber letztlich immer noch nicht belastbar war, dauerhaft schon gar nicht, war ich bereit mich diesem Thema zu stellen. Ich musste gesund werden. Von wollen konnte nach wie vor noch keine Rede sein.

Nun, die Paarbeziehung, die ich in jener Zeit führte, die offiziell keine war, da sie als Affäre zu bezeichnen war - eine Affäre mit einem verheirateten Mann -, raubte mir über Jahre hinweg alle Kraft. Das hört sich lapidar an, war es aber nicht. Ich ließ zu, dass sie mich aussaugte und mich so tief runterzog, dass für nichts und niemanden mehr Platz in meinem Leben war. Da ich jedoch den Mann über alle Maßen liebte, wollte ich das nicht sehen. Tja, warum will man so etwas nicht sehen? Dafür gibt es viele Gründe. Bei mir war es so, dass ich diese Beziehung sofort hätte beenden müssen, weil ich unter gar keinen Umständen einen verheirateten Mann aus seiner Ehe herausreißen wollte. Eine Trennung wiederum kam für mich überhaupt nicht infrage, weil ich glaubte, dies nicht zu überleben. Im Laufe der Zeit gab ich immer mehr, und es kam immer weniger zurück. Im Nachhinein, also in dem Zeitraum als ich dieses Buch schrieb, wurde mir klar, dass diese unselige Beziehung, die aus mir einen Putzlappen ge-macht hatte, mich unter anderem dauerhaft davon abgelenkt hatte, das zu tun, was ich wirklich wollte. Ich wollte Ratgeber schreiben, um mehr Menschen helfen zu können. Menschen, die ich mit meinen Einzeltrainings und Seminaren niemals würde erreichen können. Das Schreiben, mit dem Ziel der Veröffentli-chung, gehörte letzthin zu meinen größten Blockaden. Unlösbar, wie es mir damals schien. Wie Sie sehen, habe ich diese Blockade gelöst.

Gleichzeitig wehrte ich mich von Anbeginn an mit Händen und Füßen gegen eine feste Bindung mit all ihren Konsequenzen.

Angst, ich hatte panische Angst vor einer festen Bindung und so fand ich allerlei Gründe, diesen Mann nicht wirklich in mein Leben zu lassen. Natürlich spürte er das und zog sich immer mehr zurück. Was ich, wie sollte es anders sein, nicht sah in jener Zeit. Nun hatte ich noch mehr Gründe auf ihm herumzuhacken, weil ich mich nun auch noch ungeliebt und abgelehnt fühlte. Mittlerweile war ich an dem Punkt angelangt, jedenfalls in meinem Kopf, dass diese Beziehung die klassischen Klischees einer Affäre erfüllte. Klein, unbedeutend, und auch ein Stück schmutzig. Ich litt wie ein Hund - okay wie eine Hündin.

Kurz gesagt: Ich zerstörte weiter und weiter; wollte den Mann und wollte gleichzeitig, dass er verschwindet. Krank war das, ich weiß. Auf diese Weise wirtschaftete ich mich selbst runter, physisch und psychisch. Eine Zerreißprobe. Da diese Angelegenheit mich unendlich viel Kraft kostete, blieb für meine restlichen Lebenssäulen so gut wie nichts mehr übrig, sodass ich mich letztlich selbst zerstörte und darüber so krank wurde, dass gar nichts mehr ging. Getreu dem Sprichwort: Wer nicht hören will, muss fühlen.

Sie fragen sich möglicherweise, warum ich das alles von mir erzähle. Höchstwahrscheinlich interessiert Sie zurzeit überhaupt nicht, welche Schicksale andere Menschen erleiden. Sie haben nämlich mehr als genug mit sich selbst zu tun. So reagieren Sie nicht aus Gleichgültigkeit, nein dies ist auch keine Charakterschwäche, derer Sie sich schämen müssten. Vielmehr ist es vollkommen natürlich, weil Sie nämlich viel zu sehr mit sich selbst beschäftigt sind, wenn Ihr Leben gerade in Trümmern liegt und Sorgen und Nöte gleich welcher Art, Sie verzweifeln lassen. Echte Lösungen haben Sie wahrscheinlich auch nicht parat. Falls Ihr Sturz tief genug war, sehen Sie auch keine Perspektiven für Ihre Zukunft. Möglicherweise rudern Sie gerade wie verrückt durch Ihr Leben oder durch das, was davon übrig ist, ohne dass sich echte Verbesserungen einstellen. Schließlich soll ja alles wieder so werden wie es war. So schön!!

War vorher wirklich alles so schön und gut? Aber klar, es waren irgendwelche Umstände oder die Wirtschaft oder vielleicht waren sogar andere Menschen schuld an dem Absturz? Denn falls Sie entlassen wurden, tragen Sie bestimmt keine Schuld daran. Schuld sind ausschließlich der Arbeitgeber, die Kollegen, die Sie gemobbt haben oder die Wirtschaft. Meinetwegen auch der Staat. Gewiss, etwas anderes kommt gar nicht in Frage, oder? Jeder Gedanke an etwas anderes muss verbannt werden. Dies würde nur eine weitere Baustelle bedeuten, und dazu haben Sie jetzt wahrlich weder Zeit noch Energie, wenn Ihr Leben ein Scherbenhaufen ist und Sie versuchen müssen, Ihr Lebens-Puzzle wieder zusammenzusetzen. Wahrscheinlich können Sie ja auch nicht nur an sich selbst denken und haben zudem noch eine Familie zu versorgen.

Weitaus schlimmer ist jedoch der Verlust Ihrer Selbstachtung. Auch bekommt Ihr Selbstwertgefühl einen erheblichen Knacks. Oftmals gehen auch Paarbeziehungen nach einem persönlichen Super-Gau in die Brüche, weil wir nicht mehr so sind wie wir waren. Auch unser Selbstverständnis als Mann oder Frau leidet hier gewaltig. So oder so ähnlich mag es in Ihnen, sprich: Ihrem Leben, aussehen.

Ich schreibe dies also nicht, um auf mein persönliches Schicksal aufmerksam zu machen, sondern um aufzuzeigen, dass ich weiß, wie sich diese Katastrophe anfühlt und es trotz allem einen Weg gibt, dieses Loch wieder zu verlassen. Und zwar nach oben, Gesundheit und Erfolg entgegen! Dieses Buch soll auch ein Begleiter sein, der Tipps gibt, wie man sich überhaupt in dieser neuen, beängstigenden und vollkommen veränderten Lebens-Situation zurechtfindet. Es ist ein Handbuch, das Mut machen und ebenso klarstellen soll, dass mit Arbeitslosigkeit und Hartz-IV nicht alles zu Ende ist. Sondern dass ein solcher Schicksalsschlag sogar die Chance auf einen kompletten Neubeginn in sich birgt, so seltsam sich dies im Augenblick auch für Sie anhören mag. Und Sie, falls Sie unfreiwillig in diese Problem-Phase Ihres Lebens gerutscht sind, gewiss nichts von Neubeginn oder Ähnlichem hören wollen, weil Sie an diesem Punkt (noch) gar nicht sind. Jedenfalls dann nicht, wenn Sie gerade sehr tief gefallen sind. Dieses Buch ist aus eigenen Erfahrungen und Gesprächen mit anderen Betroffenen entstanden. Dies ließ den Gedanken entstehen, dass es hilfreich sein könnte, einen kleinen Ratgeber, einen Wegbegleiter in dieser schweren Zeit zur Hand zu haben, der Verständnis und Wiedererkennen zeigt, der vielleicht Trost spendet, der Mut macht, aber auch wachrüttelt und konkrete erfolgreiche; vor allem jedoch gelebte Tipps aus der Praxis gibt.

3. Kapitel

Der persönliche Super-Gau ist eingetreten:
Krankheit / Firmenpleite / Insolvenz / Arbeitslosigkeit / Hartz-IV

Es ist also soweit gekommen, dass Sie wissen, dass Sie ab morgen kein Geld mehr haben werden. Anders ausgedrückt: *Ab morgen sind Sie arm!* Ich weiß, dies ist eine harte Aussage, und sie trifft nicht für jeden, der abgestürzt ist, in gleichem Maße zu. Jemand der einfach „nur" arbeitslos wird, fällt natürlich nicht so tief, wie jemand, der als Selbstständiger auf der Erfolgsleiter oben stand und nun alles verliert und zum Hartz-IV-Empfänger wird. Dennoch, ist die Arbeitslosigkeit unfreiwillig, sind Existenz- und Zukunftsangst immer mit von der Partie. Somit ist es auch Ihr Thema! Kommen wir noch einmal zurück zu dem Personenkreis, der aus einer vorangegangenen Selbstständigkeit plötzlich zum Hartz-IV-Empfänger wird. Sie mögen vielleicht denken, dass Sie nicht arm sind, weil Sie Ihren Besitz „rechtzeitig" Ihrem Partner oder Verwandten übertrugen. Vielleicht arbeiten Sie auch irgendwie „nebenher." So scheint es, dass Sie nicht arm sind, ja. In diesem Zusammenhang bin ich der Meinung, dass es Sinn macht, sich die Frage nach dem Selbstbetrug zu stellen. Sollten

Sie zu dieser Gruppe gehören, haben Sie selbst trotzdem nichts mehr! Außer natürlich: negative Gefühle. Alles andere ist Gemauschel und lenkt Sie selbst nur davon ab zu erkennen, dass Ihr Lebenskonzept, und damit Ihre Denk- Fühl- und Verhaltensmuster nicht dauerhaft erfolgreich waren. Zu gut deutsch: Zumindest Teile Ihres aktuellen Lebenskonzeptes haben nicht wirklich was getaugt. Oder Sie haben versäumt, zu gegebener Zeit Ihr Leben den stetigen Veränderungen anzupassen. Ansonsten wären Sie nicht Ihre persönliche Erfolgsleiter heruntergefallen. Vielleicht haben Sie auch einfach zu hoch gepokert. Das Ergebnis bleibt sich gleich. Sie selbst werden, genau wie jeder andere, von negativen Gefühlen geplagt werden, bis Sie diese in Ordnung bringen und Ihre Situation so akzeptieren wie sie ist. Dies ist eine wesentliche Grundvoraussetzung, um Ihrem Leben wieder eine positive Wendung zu geben.

Hartz-IV impliziert oftmals auch ein Stück „Endstation." Als ich selbst zur Hartz-IV-Empfängerin wurde, hatte auch ich ein Gefühl von: „Das war´s! Alles zu Ende!" Ich dachte: „Aus diesem Loch komme ich nie wieder heraus." Als ich mich in dieser Situation befand, kam zu meiner elenden Krankheit auch noch das Gefühl auf, gesellschaftlich auf der untersten Stufe gelandet zu sein. Dennoch war ich unendlich froh und dankbar für die Hartz-IV-Unterstützung. Ich weiß wohl, wenn man als Arbeitnehmer von einer hochdotierten Position in die Arbeitslosigkeit stürzt und sich mit wesentlich weniger Geld arrangieren muss, ist das ein harter Schlag und man gerät leicht ins Strudeln. Man weiß natürlich zu Beginn nicht woher das Geld, das da plötzlich fehlt, nehmen. Gleichzeitig wird man wahrscheinlich ein Fahrzeug verkaufen müssen und insgesamt gezwungen sein, den Gürtel enger zu schnallen. Auch die vielleicht bis dahin unbekannte Existenzangst wird, neben dem Gefühl versagt zu haben, zum ständigen Begleiter. All diese Belastungen treffen einen Durchschnittsverdiener, der arbeitslos wird ebenso, wenn nicht härter. Als Selbstständiger stürzt man noch eine Stufe tiefer, weil ja in aller Regel auch noch Schulden und Zahlungsunfähigkeit mit dem totalen Existenzverlust einhergehen. Ansonsten wäre man ja nicht pleite. Und dann bleibt nur Hartz-IV.

Aus meiner tiefsten Überzeugung kann ich sagen, dass die Hartz-IV-Grundsicherung eine gute Möglichkeit ist, wieder auf die Füße zu kommen. Ich bin mir dessen bewusst, dass es viele gegenteilige Aussagen dazu gibt. Gewiss gibt es auch genug Kritikpunkte. Bücher, die dieses System infrage stellen gibt es schon zu Haufe. Der Zweck dieses Ratgebers besteht jedoch darin zu unterstützen, wieder auf eigenen Beinen stehen zu können. Ich denke, es ist sehr sehr schwierig, wenn man auf der untersten Sprosse der Karriereleiter angekommen, krank und emotional schwach ist, Gesetze zu verändern. Einerseits kostet Rebellion generell enorm viel Kraft; Kraft, die in dieser Lebenssituation an anderer Stelle benötigt wird. Nämlich dort wo es heißt: Gesund werden und wieder Erfolg haben. Gut, aber auch das ist Ansichtssache.

Mit der Grundsicherung ist, wie der Name schon sagt, gewährleistet, dass man überlebt und das ist schon eine Menge, nicht wahr? Der Bezug dieses Geldes soll schließlich kein Dauerzustand werden. Mal ehrlich, es ist doch wirklich fantastisch, das wir hier in Deutschland diese Möglichkeit haben, oder etwa nicht?! Mir, beziehungsweise meiner kleinen Familie, hat dieses

Geld jedenfalls das Leben gerettet. In einer Zeit, als ich gar nichts mehr auf die Beine stellen konnte, ja, nicht einmal mehr aufstehen konnte, hatte ich die Sicherheit über einen festen monatlichen Geldbetrag zu verfügen, um alle notwendigen Zahlungen leisten zu können. Um zu überleben!

Wenn Sie sich fragen, ob Sie jemals wieder ein anständiges Leben führen werden, sind Sie schon etwas besser dran. Fortgeschritten sozusagen. Schlimmer ist, wenn Sie innerlich sicher sind, dass Sie aus Ihrer Pleite, der Hartz-IV-Falle und der damit verbundenen Armut nie wieder herauskommen werden. Es fühlt sich so an, ich weiß. Aber auch das ist zu schaffen! Dafür benötigen Sie Geduld, Zeit, Gesundheit und wahrscheinlich eine von Grund auf geänderte Lebenseinstellung, sowie die Bereitschaft an Ihrer Einstellung und Ihrem Leben zu arbeiten. *Unermüdlich, wenn es sein muss!* Ich persönlich halte jeden, wirklich jeden der sich in einer solchen Lebenssituation befindet für krank. Jeder, der mehrere Jobs verlor, unglückliche und gescheiterte Beziehungen hinter sich hat, Firmenpleiten und Schulden mit sich herumträgt, ist nicht gesund! Ich spreche hier nicht unbedingt von körperlichen Gebrechen, die sichtbar sind, sondern von einer (zahllosen) Reihe falscher Entscheidungen im Leben, die selbstverständlich unterschiedliche Lebensbereiche betreffen können, die jedoch alle mit ungesunden Emotionen verbunden sind und uns von innen heraus belasten und vergiften. Uns geht es einfach nicht mehr gut. Oftmals ist es eben nur noch eine Frage der Zeit, bis sich auch auf körperlicher Ebene Krankheitssymptome zeigen. Dies ist in der Regel ein schleichender Prozess, sodass man gar nicht mehr sagen kann, wann der eigentliche Abstieg begann. Dieser langsame Abstieg beeinflusst unsere Lebensqualität in erheblichem Maße. Ich erinnere mich daran, dass es in meinem Leben Zeiten gab - lange bevor ich meine Zusammenbrüche hatte – in denen ich nicht mehr glücklich war. Allerdings war ich im Umkehrschluss auch noch nicht ständig unglücklich. Das Schlimme an einer derartigen Lebenssituation ist, dass wir den stetigen emotionalen Abwärtstrend nicht mehr mitbekommen. Wenn es dann soweit ist, ist es meist zu spät und wir werden oder sind schon so krank, dass nichts mehr geht. Ebenfalls wird unsere Wahrnehmung gestört durch das eigene Erleben. Und schon leben wir in einer anderen Welt. Einer Welt, die abgeschnitten ist vom realen Leben und nur in uns selbst existiert. Was die ganze Angelegenheit nicht weniger bedrohlich macht. Besonders schwierig ist der Weg zurück ins Leben für Menschen, die schon mehrere Jahre arbeitslos sind. Es ist mir an dieser Stelle besonders wichtig zu betonen, dass dieser Zustand ebenso wie jeder andere ins Positive veränderbar ist! Auch hier spreche ich aus eigener Erfahrung.

4. Kapitel

Erste Hilfe

So niedergeschlagen Sie auch sein mögen, jetzt müssen Sie handeln! Machen Sie sich notfalls auf allen Vieren auf den Weg zum Arbeitsamt, beziehungsweise Sozialamt und beantragen Sie so schnell wie möglich finanzielle Unterstützung in Form von Arbeitslosengeld, beziehungsweise Hartz-IV; je nach dem was Ihnen zusteht. Tragen Sie Sorge dafür, dass die zuständigen Behörden umgehend alle erforderlichen Unterlagen von Ihnen erhalten. Nur so können Sie sicherstellen, dass Ihre Anträge zeitnah bearbeitet werden. Und, nicht zu vergessen, dass Sie Geld für Ihren Lebensunterhalt bekommen. Es ist mir wichtig, an dieser Stelle eine Lanze für die Berater bei den zuständigen Ämtern zu brechen. Alle tun nur Ihren Job. Diese Menschen sind nicht Ihre Feinde! Hier gebe ich Folgendes zu bedenken: Natürlich haben Sie grundsätzlich einen Anspruch auf Hartz-IV-Leistungen, wenn die Voraussetzungen dafür zutreffen. Sie selbst tragen wahrscheinlich viel Frustration bezüglich Ihrer derzeitigen Lebenssituation mit sich herum und sind darüber hinaus ziemlich fertig und enttäuscht, wenn nicht Schlimmeres. Dennoch, die Mitarbeiter bei den Ämtern können nichts für Ihre Situation. Und sie wollen Ihnen helfen, das ist ihr Job. Begegnen Sie diesen Menschen also am besten respektvoll, höflich und freundlich. Und halten Sie getroffene Vereinbarungen ein. Schließlich sind

Sie es, der etwas haben möchte. Außerdem erzeugt ein positives Kommunikationsverhalten gute Gefühle auf beiden Seiten. Somit wird auch Ihr Leben wieder einen Schritt leichter. Meine Erfahrung bezüglich Konflikte in diesem Bereich ist, dass man über alles reden kann. Es sind Menschen und keine Ungeheuer, die jedoch auch häufig belogen werden und nicht selten mit Unzuverlässigkeit von Seiten der Leistungsempfänger belohnt werden. Das macht auch nicht wirklich Spaß. Kann man da nicht verstehen, dass diese Leute nicht immer gut drauf sind? Außerdem sind es Menschen wie Sie und ich, die vielleicht auch einfach mal einen schlechten Tag haben. Es kostet Sie keinen Cent, sich, wenn es notwendig ist und Ihnen Nutzen bringt, auch Ihr Gegenüber ein Stückweit zu verstehen. Auch dann, wenn es Ihnen schlechtgeht und Sie verbittert sind über Ihre Lebenssituation. Wenn es denn doch mal schiefgegangen ist, Sie quasi entgleist und wütend geworden sind aufgrund Ihrer Verzweiflung oder was auch immer, suchen Sie das Gespräch und entschuldigen Sie sich für Ihr Verhalten. In aller Regel ist so etwas zu beheben!

Tipp:
Denken Sie einfach an das Sprichwort: „Wie man in den Wald hinein ruft, so schallt es auch zurück.“

Des Weiteren ist es wichtig für Sie, umgehend ein pfändungssicheres Girokonto einzurichten, falls Sie das nicht ohnehin schon getan haben. Auf diese Weise stellen Sie sicher, dass auf Ihre

Hartz-IV-Grundsicherung nicht ohne weiteres von außen zugegriffen werden darf. Und Sie haben sofort eine Baustelle weniger.

Falls Sie sich überfordert fühlen, holen Sie sich Hilfe durch Verwandte und Freunde. Falls diese nicht mehr da sind, wie in meinem Fall, lassen Sie sich durch einen Betreuer unterstützen oder gar bestimmte Aufgabenbereiche abnehmen, bis Sie selbst wieder handlungsfähig sind. Es ist überhaupt keine Schande und entmündigt Sie in keiner Weise, wenn Sie vorübergehend nicht in der Lage sind sich selbst um all Ihre Angelegenheiten zu kümmern. Sie können diese Hilfe auch nur für einzelne Teilbereiche in Anspruch nehmen. In Zusammenarbeit mit dem zuständigen Amtsgericht wird ein Betreuer für einen festgelegten Zeitraum per Urkunde bestellt. Sie selbst haben ein Mitspracherecht, bezüglicher der Person, die Sie die nächste Zeit begleiten soll. Ich denke es ist selbstredend, dass Sie diesen Weg wirklich nur im äußersten Notfall, sprich extremer Krankheit, gehen sollten. Dann nämlich, wenn Sie selbst nichts mehr geregelt bekommen. Zögern Sie dann nicht, weil ansonsten Ihre Probleme immer größer werden. Im Regelfall wollen wir unsere Angelegenheiten ja selbst in die Hand nehmen und schaffen dann eins nach dem anderen – Schritt für Schritt.

Sollten Sie in eine kleinere, auf jeden Fall jedoch billigere Wohnung ziehen müssen, so ist es verständlich, dass Ihnen auch dieser Sachverhalt erst einmal Angst bereitet. Das braucht es aber nicht. Schritt für Schritt werden Sie diesen Weg gehen können, wenn Sie sich nicht dagegen wehren. Natürlich ist es nicht leicht Ihren bisherigen Status aufzugeben. Aber ich kann Ihnen versichern, es ist buchstäblich befreiend, wenn Sie nun das notwendige Geld für die geringere Miete haben und sich keine Sorgen mehr zu machen brauchen, wo das Geld für die monatlichen Mietzahlungen, Darlehensraten oder anderes herkommen soll. Es ist eine Last weniger, die Sie auf Ihren Schultern zu tragen haben und unterstützt Sie auf jeden Fall auf Ihrem Weg wieder gesund zu werden. Die freigewordene Energie bringt Ihnen bessere Gefühle und Gedanken, die Sie für eine neue Zukunft verwenden können. Was verbleibt, ist das Thema Image. Bekanntermaßen ist es für jeden Menschen wichtig, welches Bild die Öffentlichkeit und das persönliche Umfeld von ihm hat. Natürlich haben Sie einen Imageverlust erlitten, da beißt die Maus keinen Faden ab. Nur, was haben Sie noch zu verlieren, wenn Sie bereits alles verloren? Lösen Sie sich von alten unbrauchbaren Vorstellungen. Je eher Sie begreifen und akzeptieren, dass Sie eine Bauchlandung vollführt haben und unsanft unten gelandet sind, desto besser für Sie! Es gibt mindestens einen Grund dafür, warum Sie dort sind, wo Sie jetzt sind. Es gibt aber keinen einzigen Grund, dass Sie auch unten bleiben! Damit es für Sie wieder aufwärts gehen kann, ist es unabdingbar, dass Sie Ihren Status als Hartz-IV-Empfänger akzeptieren und nicht Ihre gesamte Energie darauf verwenden so zu tun, als seien Sie noch jemand anderes. Das kostet Sie nur unnötige Kraft. Irgendwann, wenn *Sie* so weit sind, nämlich dann, wenn Sie wieder gesund sind, wählen Sie Ihr Umfeld. Auf diese Weise legen Sie sich im Laufe der Zeit ein neues und stabileres Image zu. Einen Status, der zu Ihnen passt und Sie zufriedener macht.

Tipp:

Sollten Sie sich für einen Betreuer entscheiden, ist es hilfreich, davon auszugehen, dass der Betreuer Ihnen wirklich helfen will. Denn dem ist so. Außerdem entspricht es auch meiner persönlichen Erfahrung. Es ist jedoch auch nicht seine Aufgabe Ihnen alle Arbeiten abzunehmen.

5. Kapitel

Emotionen und Emotionaler Stress

Unser Emotionshaushalt ist das A und O in unserem Leben! Ist er ausgeglichen und harmonisch, läuft es gut im Leben. Gesundheit, Glück und Erfolg finden ihren Raum in unserem Dasein. Ist er jedoch aus dem Gleichgewicht geraten, läuft man Gefahr, dass die negativen Ereignisse sich häufen und überschlagen. Dies zeigt sich dann in unseren Erlebnissen und im Extremfall auch in unserem Gesundheitszustand. In einer Phase, in der sämtliche Bauwerke unseres Lebens als Einzelteile nur noch mit rasender Geschwindigkeit wild durcheinander abwärts purzeln, stürmen so entsetzlich viele Emotionen auf uns ein, wie bei kaum einem anderen Ereignis. Alle diese Emotionen bedeuten für den Organismus enormen Stress, den sogenannten Dystress. Das ist negativer Stress, Stress, der uns belastet, hervorgerufen durch unangenehme, belastende Situationen. Dazu gehören negative Ereignisse ebenso, wie Gedanken und Gefühle, die beispielsweise durch den Umgang mit anderen Menschen entstehen. Dazu gehören auf jeden Fall Gefühle wie Angst, Hass, Enttäuschung, Wut, Eifersucht und Neid, um nur einige zu nennen. Im Gegensatz dazu steht der sogenannte Eustress. Das ist positiver Stress, der uns Glücksgefühle und Energie beschert. Ein einfaches Beispiel hierfür sind die vielbeschriebenen Schmetterlinge im Bauch, wenn wir verliebt sind. Problematisch ist Stress jedoch, wenn er uns dauerhaft begleitet und zu viele stressauslösende Ereignisse in zu kurzer Zeit aufeinander folgen. Dies gilt sowohl für Dystress, als auch für Eustress. Dann entstehen auf kurz oder lang Krankheiten. In der „University of Washington School of Medicine", haben Wissenschaftler- allen voran der Biologe und Stressforscher Selye, eine sogenannte Einstufungsskala entwickelt, die gemäß eines Punktesystems Informationen darüber gibt, wie stressauslösende Ereignisse (positive und negative Stressoren) auf den menschlichen Organismus wirken. Je höher die Anzahl der sogenannten Stresspunkte, desto größer ist die Gefahr für den Gesundheitszustand. Wenn wir unseren Job verlieren, eine Firmenpleite erleben, gezwungen sind Privatinsolvenz anzumelden, Krankheit Einzug in unser Leben hält, sowie Familien und Paarbeziehungen zerbrechen, durchlaufen wir eine emotionale Achterbahn. Und nichts, wirklich nichts ist wie vorher. Wenn wir dies, wie oben erwähnt, in einem Punktesystem für Stress darstellen wollten, würden wir schnell einen Wert von rund 300 Stresspunkten innerhalb eines Jahres erreichen. Ein solcher Wert bedeutet eine extreme Gefährdung für die Gesundheit. Dies sei nur für den Fall erwähnt, dass jemand glaubt, das sei alles halb so schlimm! Einen solchen Absturz steckt niemand so einfach weg. Ich habe eine Menge Menschen erlebt, die von sich behaupteten, derartige Katastrophen rasch verarbeitet zu haben, um sich Hals über Kopf in das nächste Abenteuer zu stürzen - nicht selten, um die gleichen Fehler zu wiederholen und schlussendlich vollends abzustürzen. Eine vorgetäuschte

Coolness ist hier wohl ebenso fehl am Platze, wie auch unglaubwürdig. Gewiss, manche von uns stehen leichter wieder auf als andere. Doch Spuren hinterlässt jeder Ruin, auch wenn wir das nicht immer wahrhaben wollen. Manchmal glauben wir, wir müssten uns sofort wieder aufrappeln und etwas Neues auf die Beine stellen oder einfach weitermachen. Mancher gibt uns sogar den Rat unsere Anstrengungen zu verdoppeln. Dies ist jedoch der beste Garant für einen erneuten Misserfolg. Erfolg muss sich leicht anfühlen, damit er von Dauer ist und Spaß macht. Das Leben lässt sich nicht betrügen. Viel wichtiger und richtiger ist es, nach einem so gravierenden Lebenseinschnitt zur Ruhe zu kommen, sowie Rück- und Innenschau zu betreiben; auch wenn es schwer ist, weil möglicherweise noch mehr Fragen auftauchen, die wir nicht sofort beantworten können. Eine Rückschau, bei der alle auftauchenden Emotionen zu akzeptieren und unter die Lupe zu nehmen sind. Das ist eine Herausforderung, die großen Mut erfordert. Den Mut, alles Bisherige weder zu verdrängen noch zu verleugnen. Stattdessen anzuschauen, infrage zu stellen, um es dann zu be- und verarbeiten.

Merke:
Jede Emotion hat eine (Entstehungs-)Geschichte und somit auch ihre Daseinsberechtigung! Und sie stellt einen Hinweis auf Ihre Probleme dar.

In Zusammenhang mit dem Thema: *Ab morgen bin ich arm*, gibt es eine Reihe vorherrschender Gefühle, die von den meisten betroffenen Menschen in unterschiedlicher Schwere durchlebt werden. Diesbezüglich wesentliche Emotionen werden weiter unten in diesem Kapitel erläutert.

Einher gehen diese belastenden Gefühle in der Regel mit zahlreichen körperlichen Symptomen wie beispielsweise: Herzrasen, Herzschmerzen, Erschöpfung, ständige Müdigkeit, Schweißausbrüche, Kreislaufbeschwerden, Unruhe, Haarausfall, Schlaflosigkeit, Probleme mit Schilddrüse und Blutdruck, Diabetes, Atemnot, Beschwerden im gesamten Verdauungstrakt, große Gewichtsveränderungen, insgesamt Stoffwechselbeschwerden und so weiter. Die genannten Symptome gelten nicht für jeden Menschen gleichermaßen, da die körpereigene Konstitution den jeweiligen Organismus maßgeblich beeinflusst. Betrachten Sie die aufgeführten Beschwerden vielmehr als Richtschnur und beobachten Sie sich selbst. Besprechen Sie diese gegebenenfalls mit Ihrem Arzt oder Heilpraktiker.

Das Thema Emotionen ist mir so wichtig, dass ich es gleich zu Beginn erwähne. Man kann sich vorstellen, dass uns die Aussicht auf kommende Armut emotional völlig aus der Bahn wirft. Aus meiner Sicht sind diese kranken, beziehungsweise ungesunden Emotionen, falls es uns nicht ganz so schlimm erwischt hat, das Erste, worum sich gekümmert werden muss, nachdem sichergestellt ist, dass wir Arbeitslosengeld bekommen werden. Denn die Gefühle und Glaubenssätze, die unser Leben begleiten, steuern unser gesamtes Dasein. Sie zeigen uns, wie wir die Welt betrachten. Ob wir Kraft zum Leben haben oder nicht, ob wir leben wollen oder nicht. Und nicht zuletzt, welche Richtungen wir in unserem Leben einschlagen, welche Entscheidungen wir treffen und ob und wie wir handeln. In der realen Welt zeigt sich dies in Erfolg oder Misserfolg in Beruf, Finanzen und zwischenmenschlichen Beziehungen, Zufriedenheit oder Unzufriedenheit, sowie Glück oder Unglück und nicht zuletzt in Gesundheit oder Krankheit. In den sogenannten Polaritäten des Lebens, die weit mehr Bereiche umfassen als die hier aufgezählten.

Jeder Mensch, der sein gesamtes Geld verliert, arbeitslos wird, erfolglos in Beruf, Paarbeziehung und Familie ist, ist krank oder freundlich formuliert, nicht gesund. Krank bedeutet in diesem Zusammenhang, dass dieser Mensch in der Vergangenheit falsch gehandelt hat. Er hat nicht ihm entsprechend gewählt und adäquat *für* sein persönliches Leben entschieden – aktiv oder passiv. Das ist Fakt. Dinge geschehen nicht einfach so!!!! Einzig, der, beziehungsweise die Zeitpunkte für die Fehlhandlungen liegen in der Vergangenheit. Davon ist auszugehen. Dazu gehört natürlich die Vergangenheit des gesamten Lebens ebenso, wie eine falsche Handlung, die erst einen halben Tag zurückliegt. Jeder einzelne, der von der Karriereleiter stürzt oder schon abgestürzt ist, hat etwas dazu beigetragen, dass es so kam. Sei es, dass (dauerhaft) falsch oder gar nicht gehandelt wurde. In meiner Arbeit als Coach und Trainerin höre ich häufig: „Ich habe aber gar nichts getan!" Oder: „Warum ausgerechnet ich?" Hier wird in aller Regel vergessen, dass auch ein *Nichts-Tun*, beziehungsweise ein *Nicht-Entscheiden* immer Folgen hat. Alles was wir tun oder nicht tun, hat Folgen im Hier und Jetzt, spätestens irgendwann in der Zukunft. Die Vergangenheit bestimmt sowohl unsere Gegenwart, als auch unsere Zukunft. Dies ist weder gut noch schlecht. Es ist einfach als Tatsache zu sehen. Einzig die Betrachtungsweise durch die betroffene Person, mit ihrer individuellen Geschichte, ihren Emotionen und Gedanken, bringt die Bewertung sowohl des Erlebten, als auch des Ergebnisses. Da es sich in diesem Kontext um negative Gefühle und Erlebnisse handelt, gilt es diesen Kreis zu durchbrechen. Dazu ist es absolut notwendig, die Emotionen der Vergangenheit auf der emotionalen Ebene in Ordnung zu bringen. Denn auf der emotionalen Ebene entstehen auch die Gedanken. Diese Gedanken in Kombination mit den dazugehörenden Gefühlen und Glaubenssätzen bestimmen die Handlungsweise eines Menschen. Woraus dann schlussendlich die Erlebnisse und auch die Ergebnisse in unserem Leben resultieren. Also genau das, was wir heute sind und haben. Oder nicht sind und nicht haben.

Verwechseln wir die emotionale Ebene nicht mit der Verstandesebene. Aus meiner täglichen Beratungspraxis kann ich Ihnen versichern, dass dies oftmals gleichgestellt wird. Vielleicht aus Unkenntnis. Die emotionale Ebene ist tiefer und tiefgreifender angesiedelt als die Verstandesebene und benötigt entsprechend tiefgreifende Maßnahmen, um dort vorherrschende Blockaden aufzulösen. Obwohl Emotionen immer Teil unseres Lebens sind und sofort auftreten, wirken sie auf der anderen Seite, wenn es darum geht, Stress und Blockaden aufzulösen, langsam und zeitverzögert. Auf dieser Ebene existiert auch kein Zeitgefühl. (Hier mag die Vorstellung helfen, dass Kleinkinder noch keine Zeiten unterscheiden können. Auf intellektueller Ebene erlernen sie das Gestern, das Heute, das Morgen und so weiter erst im Laufe der

Jahre). Auf der emotionalen Ebene zählen lediglich die stärksten Emotionen. Sie herrschen vor. Die stärksten Emotionen liegen sozusagen oben auf, damit sie als erstes in Ordnung gebracht werden und nicht in Vergessenheit geraten. Beispiel: Vor einigen Jahren erlebten wir eine uns belastende Firmenpleite oder einen Jobverlust, der in uns das Gefühl von Niederlage und sozialem Abstieg auslöste, und uns somit gesundheitlich sehr mitnahm. Während unser Verstand längst begriffen hat, dass diese Angelegenheit nun schon Jahre hinter uns liegt, und wir längst wieder einen neuen Job haben, „schreit" unsere emotionale Ebene immer noch nach Hilfe. Hemmungen und Ängste jedweder Art, wieder einen Neuanfang zu starten, sind sichere Anzeichen dafür, dass auf der emotionalen Ebene noch einiges im Argen liegt – zum Beispiel die Angst davor wieder entlassen zu werden. Machen Sie sich also auf den Weg Ihre emotionale Ebene in Ordnung zu bringen; alleine oder mit Hilfe von außen! Idealerweise nutzen Sie alle sinnvollen Hilfen um Ihr emotionales Gleichgewicht wieder zu erlangen. Dieses Büchlein kann Ihre tiefsitzenden emotionalen Blockaden nicht lösen; kein Buch kann das. Aber es kann Sie auf tiefsitzende Blockaden aufmerksam machen. Ihnen die Richtung weisen und dabei unterstützen zur Ruhe zu kommen, kleinere Blockaden zu lösen, sich selbst und die Welt wieder positiver zu betrachten, um wieder Fuß fassen zu *können.*

In diesem Zusammenhang fällt mir ein passendes Sprichwort ein, das wohl jeder kennt: *„Der Krug geht solange zum Brunnen, bis er bricht!"* Wie wir alle wissen, werden Entscheidungen für die Zukunft häufig unter fadenscheinigen Argumenten getroffen, und wir reden uns ein, dass die Umstände dafür verantwortlich sind und wir nicht anders können, als auf die eine oder andere Weise zu handeln. Wenn wir ehrlich zu uns selbst sein wollen, und das müssen wir, um aus diesem Loch aus Armut, Angst und Depression, in dem wir uns gerade befinden, herauszukommen und ein kraftvolles neues Leben zu beginnen. Ich kann Ihnen versichern, Sie werden an so manche eigene (Lebens)lüge geraten, und zwar in unterschiedlichen Lebensbereichen. Was wohl auch klar ist: Je tiefer wir stürzen, desto falscher ist unser bisheriger Lebensweg. Anders ausgedrückt: Desto häufiger sind wir falsch abbogen. Desto häufiger haben Fehlentscheidungen unser Leben geprägt. Viele von uns leben ja nicht mal ihr eigenes Leben, sondern irgendetwas, das durch Familie, Partner oder Umfeld vorgegeben oder gar manipuliert wurde. Dies erspart einem im ersten Augenblick natürlich die Eigenverantwortung, sicher. Es nimmt einem aber auch das Gefühl von persönlicher Freiheit, Glück und schlussendlich, Erfolg. Dies jedoch sind Attribute, die für ein gesundes und glückliches Leben unabdingbar sind. Das ist absolut keine Frage von viel oder wenig Geld, wie man sich denken kann. Die Geldmenge, die wir für uns selbst wirklich brauchen, um zufrieden, gesund und glücklich zu sein ist eine individuelle Angelegenheit und lautet ganz sicher nicht: *„Ich brauche mehr!"* Je gesünder wir emotional werden, desto mehr wachsen wir und finden sowohl unsere Bestimmung, als auch den richtigen individuellen Lebensweg für uns, der uns Gesundheit und Zufriedenheit bringt. Auf diese Weise gelangt auch das Geld, das wir dafür benötigen in unser Leben, beziehungsweise die Möglichkeiten dazu. Natürlich müssen wir etwas dafür tun! Wenn ich beispielsweise feststelle, dass ich lieber eine erfolgreiche Juristin wäre als eine durchschnittlich begabte Floristin, muss ich auch bereit sein, das Studium dafür auf mich zu nehmen. Die Wege dazu werden sich schon finden, wenn wir es aus ganzem Herzen wollen.

Ich weiß, dass diese Aussagen hart sind und es wäre nicht richtig dies einfach so im Raume stehen zu lassen. Die Geschichte eines jeden Menschen ist individuell und somit auch individuell zu betrachten. Dennoch oder gerade deshalb ist es unabdingbar, so konkret wie möglich herauszufinden wie es dazu kam, dass unser Leben zum Scherbenhaufen wurde. Und zwar ohne Beschönigungen und Verleugnungen. Es gibt eine Vielzahl von Gründen: falsche Partnerwahl beispielsweise. Wir, die wir die „falsche Person" geheiratet und mit diesem Menschen Kinder in die Welt gesetzt haben. *„Die große Liebe ist es nicht, aber...."* Kommt Ihnen dieser Satz irgendwie bekannt vor? Oder Torschlusspanik lässt grüßen. Dies ist ein weit verbreitetes Frauenthema, schließlich tickt hier die biologische Uhr, nicht wahr? Zu häufig stimmt auch das Sexualleben in einer Paarbeziehung nicht, wird aber totgeschwiegen, um keine schlafenden Hunde zu wecken oder gar aus Gründen der Scham. Auch eine Vielzahl von Schuldgefühlen findet ihren Platz in diesem Reigen. Diese Liste ließe sich endlos fortsetzen. Gesagt sei jedoch, dass alle diese Emotionen unsere Gesundheit und unser Glück immens beeinträchtigen.

Falsche Berufswahl, überholte Familientraditionen (seit Generationen soll nur der Sohn das Familienunternehmen weiterführen, wobei die Eltern nicht sehen wollen, dass der Spross als Nachfolger ungeeignet ist), und so weiter halten sich immer noch wacker, obwohl der Sinn solcher Vorgehensweisen mehr als fraglich ist. Des Geldes wegen prestigeträchtige Berufe oder Partner wählen, Ausbildungen nicht beenden, beziehungsweise keinen richtigen Beruf ausüben, weil dies in der Familie so üblich ist. Oder man weiß nicht, was man erlernen soll. Schlimmstenfalls geht man erst gar keiner geregelten Arbeit nach, weil man „keine Lust" hat. Die hier genannten Verhaltensweisen belasten alle Beteiligten und bringen mehr Nach- als Vorteile.

Zum Thema: *„Keine Lust haben"*, sei gesagt, dass in Wahrheit ein *Nicht-Wollen* ist. Ein *Nicht-Wollen* jedoch stellt einen Widerstand gegen etwas dar. Und für einen Widerstand wiederum gibt es mit Sicherheit mindestens einen Grund, wenn nicht mehrere. Es ist keine Faulheit, wenn Sie nicht wollen. Dieser Widerstand will Sie im Unterbewusstsein vor etwas bewahren. Etwas, womit Sie eine für Sie persönlich negative Erfahrung verbinden. Es mag sein, dass diese negative Erfahrung längst überholt ist, Sie jedoch noch in der Vergangenheit leben. Leider tragen Sie (wie jeder andere auch), diese belastende Erfahrung solange mit sich herum, bis Sie das damit verbundene Erlebnis ans Licht befördert und ob seiner Tauglichkeit für Ihr heutiges Leben überprüft haben. Oftmals ist es so, dass die Geschehnisse schon einen großen Teil ihrer Schrecken verlieren, wenn die Gründe offen zutage treten dürfen. Je nach dem was Sie da ans Licht befördern, ist es gut möglich, dass auch Ihre Lust an der vorherigen Tätigkeit wieder zurückkehrt. Es ist also sehr wichtig, genau diesen Grund herauszufinden. Das können Sie für sich selbst tun. Halten Sie es einfach wie Kinder. Kinder fragen immer weiter nach dem WARUM und WAS GENAU gemeint ist. Hilfreich ist in diesem Zusammenhang auch die ergänzende Frage: *„Stimmt das wirklich?"* Probieren Sie es aus! Es ist vollkommen egal, was dabei herauskommt. Werten Sie nicht! Sie brauchen sich dafür unter keinen Umständen zu schämen oder ähnliches. Hier geht es um Ihr Leben und darum, dass Sie wieder Freude und Kraft bekommen, damit Sie Ihr eigenes Leben wieder aktiv gestalten können.

Eine weitere belastende Emotion ist der Zwang vieler Menschen ein Eigenheim haben zu „müssen", wobei das Haus in Wahrheit der Bank gehört, man aber mit der „lebenslänglichen" Hypothek auf dem Buckel dem Eigenheimtraum hinterherjagt, der möglicherweise nicht aus einem selbst entstand, sondern das Ergebnis eines Herdentriebs ist. Dies tut man sich an, obwohl man womöglich in einer Wohnung viel glücklicher und unabhängiger wäre. Nicht jeder ist dazu geschaffen im Garten stetig auf Knien zu rutschen, um Unkraut zu jäten. Auch will nicht jeder alle zwei Wochen den Rasenmäher hin und her fahren, weil man ansonsten auch noch Heu machen muss, anstatt sich beispielsweise in einem zünftigen Biergarten ein paar schöne Stunden zu machen, um sich zu erholen. Das gilt natürlich gleichermaßen für einen Waldspaziergang oder ähnliches. Auch der Trend zum Drittfahrzeug ist trotz anhaltend hoher Benzinpreise ungebrochen. Dabei spielt es keine Rolle mehr, ob ein weiteres Fahrzeug in der Familie benötigt wird oder nicht. Schließlich müssen wir zeigen, dass es uns finanziell gut oder besser geht als unseren Nachbarn. Und überhaupt, was sollen unsere Freunde von uns denken, wenn wir nicht mithalten. Schließlich haben sich alle an diesen Lebensstandard gewöhnt. Wir selbst sind es jedoch, die sich am meisten an diesen Zustand gewöhnt haben und dabei leider zu oft

Dinge kaufen, oder schlimmer noch fremdfinanzieren, die uns in Wahrheit gar nichts bedeuten, beziehungsweise, wir uns gar nicht leisten können. All dies ist unnatürlich und krank. Damit wir uns richtig verstehen: Im Luxus leben und Geld ausgeben ist ebenso schön, wie es auch die Wirtschaft ankurbelt, jedoch nur für den, der es sich tatsächlich leisten kann.

Im folgenden Text beschreibe ich typische Emotionen, die im Zusammenhang mit der Thematik - a*b morgen bin ich arm* - häufig auftreten und schon fast als normal zu bezeichnen sind. Wenn Sie zu den Betroffenen gehören, werden Sie höchstwahrscheinlich einige der beschriebenen Emotionen bei sich selbst wiederfinden. Trauen Sie sich diese Emotionen anzuschauen, denn die Emotionen bestimmen letztlich Ihre Gedanken und wer oder was Sie sind. Schlussendlich stellen sie den wesentlichen Schlüssel für Ihre Veränderung dar.

Schock, Erschütterung, Überwältigung

Wenn Sie plötzlich erfahren, oder Ihnen klar wird, dass Sie ab morgen arm sein werden, werden Sie höchstwahrscheinlich einen Schock erleiden. Da nun jeder Mensch unterschiedlich auf persönliche Tragödien reagiert und darüber hinaus nicht jeder Schock gleich stark ausfällt, sind auch die dazugehörigen Emotionen einschließlich der auftretenden Symptome unterschiedlich ausgeprägt. Ein Schock, oder auch ein schwerer Schlag, löst jedoch immer eine gewisse Starre in uns aus, die im schlimmsten

Fall bis zu lebensgefährlichem Herz- Kreislaufversagen führen kann. Stark vereinfacht könnte man sagen, dass einige Lebensfunktionen in uns blockiert werden, sodass wir quasi handlungsunfähig werden. Positiv betrachtet, können wir diesen Zustand als Schutz bezeichnen. Ein Schutz, der uns zwingt inne zu halten, damit wir den eingeschlagenen Weg, der möglicherweise lebensbedrohlich für uns ist, nicht weiter verfolgen. Was war das in Ihrem Leben?

Eine Erschütterung aufgrund eines Ereignisses ist weniger dramatisch, jedoch immer noch als Blockade oder Hemmnis zu bezeichnen. Gleiches gilt für ein Gefühl der Überwältigung. Auch wenn uns ein Erlebnis über die Maßen überwältigt, empfiehlt es sich nicht, einfach weiterzumachen, als sei nichts geschehen, selbst dann nicht, wenn wir nicht unter Handlungsunfähigkeit leiden. Auch ein überwältigendes Ereignis muss verdaut werden. Was aber in aller Regel kein Problem darstellt, wenn wir ansonsten gesund sind. Allerdings lässt sich im Gegensatz zu Schock und Schreck, eine Erschütterung ebenso wie eine Überwältigung ins Unbewusste verdrängen. Das Leben wird dadurch *nur* anstrengender. Wie man sich vorstellen kann, kostet dies viel Kraft, je länger oder öfter man auf diese Weise handelt. Wenn Ihnen in Ihrer desolaten Lebenssituation also plötzlich klar wird, dass Sie Ihre Rechnungen nicht mehr bezahlen können, ist davon auszugehen, dass Schock und Co. Sie im Griff haben. Wobei die Telefon-Rechnung in diesem Szenario gewiss das kleinste Übel darstellt. Bei mir selbst trugen diverse Schocks dazu bei, dass ich vollkommen handlungsunfähig wurde. Es dauerte geraume Zeit ehe ich begriff, dass ich unter Schock stand, und wie ich diese

Zustände buchstäblich auflösen konnte. Manchmal erkennt man es aufgrund der eigenen Betroffenheit nicht. Ein Erkennungsmerkmal kann sein, dass man häufig das Gefühl hat, nicht vorwärts zu kommen. Man ist blockiert in Denken und Handeln. Ich erinnere mich gut daran, dass ich vieles einfach nicht mehr wusste – nicht im Sinne des intellektuellen Wissens, sondern vielmehr im Sinne des Könnens. Ich wusste beispielsweise nicht mehr wie *Selbstständig-Sein* funktioniert. Ich konnte es nicht mehr *tun*. Ich war nicht mehr in der Lage im Kopf etwas sinnhaft für mein Leben zusammenzusetzen, geschweige denn, entsprechend zu handeln, wenn ich das Zusammensetzen denn endlich irgendwie geschafft hatte. Bildlich könnte man das folgendermaßen ausdrücken: Jedes Mal, wenn ich meine Hand ausstreckte, um zu handeln, war in meinem Innern eine dicke undurchdringliche Watteschicht. Ich fand auch keine Öffnung, durch die ich mir einen Weg hätte bahnen können, so dass ich gezwungen war, die Hand wieder zu senken und mein Vorhaben abzubrechen. Wenn ich dann in mich hineinhörte, lautete die Antwort jedes Mal: *„Ich habe keine Ahnung, wie das geht."* Und dies obwohl ich mehr als ein Jahrzehnt erfolgreich selbstständig war. Es sollte eine ganze Weile dauern, ehe ich alle Schocks aufgelöst hatte.

Auf jeden Fall gilt es diese belastenden Emotionen in Ordnung zu bringen. Einerseits durch Fachpersonal und andererseits in dem Sie sich selbst helfen.

Angst und Furcht

Ein Sturz von der Karriereleiter, der uns tief unten aufprallen lässt, ist für jeden Betroffenen traumatisch. Um Traumata aufzulösen wird professionelle Hilfe benötigt. Das bedeutet nicht, dass Sie selbst nichts für Ihre Genesung tun können. Ihre Heilung wird schneller vorangehen, wenn Sie mitarbeiten.

Allgemein lässt sich sagen, dass sowohl Angst als auch Furcht als Alarmsignale des Körpers interpretiert werden können. Sie lösen in uns Gefühle von zu erwartenden Sorgen aus, die Unheil, Gefahr und oder auch Schmerz bringen. Will man Angst, Furcht und Panik auf den Grund gehen, sind die Ursachen in aller Regel im Unterbewusstsein und somit in der persönlichen Vergangenheit zu finden. Leider werden oftmals Pauschalthemen, wie beispielsweise die generelle Angst vor Tod und Krankheit als Erklärungsmodelle gewählt, wenn es sich nicht gerade um ein akutes Trauma handelt. Es ist äußerst schwierig, den genauen Ursprung einer herrschenden Angst oder Panik aufzufinden. Gleichsam pauschal sind leider oftmals auch die Lösungen, so dass Angst und Panik weiterhin im Individuum regieren, schlimmstenfalls herrschen. Hier müssen dann nicht selten Medikamente her, welche die Angst oder Panik oftmals lediglich überlagern. Der Betroffene muss sich dann nicht selten mit Nebenwirkungen der Medikamente und dem irreparablen Zustand abfinden, dass es nie mehr so sein wird wie in der Vergangenheit, als weder Angst noch Panik in ihm regierten.

Da dies ein Ratgeber ist und es außerdem zu diesem Themenkomplex bereits reichlich Literatur vorhanden ist, beschränke ich mich hier auf das Notwendigste. Wobei ich vor allem die praktische Bewertung von Angst und Furcht in einer Lebenssituation darstelle, wie beispielsweise eine Pleite und oder ein vollständiger Existenzverlust jedweder Art sie mit sich bringen können.

Meine persönliche Überzeugung weicht mittlerweile von der gängigen Meinung ab. Nicht zuletzt, weil ich am eigenen Leib erfahren habe, wie Angst, Furcht und Panik wirken, und weil ich mich selbst von jedweder Angst, Furcht und Panik befreite. Dies konnte unter anderem geschehen, weil ich meine Ängste ernst nahm. Irgendwann begriff ich, dass meine Ängste real waren, also weder eigebildet waren, noch irgendwelchen Pauschalthemen wie der gern genommenen Todesangst oder ähnlichem galten.

Heute fällt es mir schwer aufzuzählen, was mir alles Angst bereitete. Für jemanden, der dies weder kennt, noch je am eigenen Leib erfahren hat, mag es sich lächerlich anhören, was Angst und Panik aus einem gesunden Menschen machen können. Ich weiß das. Dennoch, in meinem Leben gab es eine Zeit, da hatte ich Angst vor allem. Angst vor allen Tieren, allen Menschen, vor der Nacht, vor Einbrechern, vor dem Klingeln an der Haustür, vor einer neuen Krankheit, vor Männern, Frauen, bestimmten Kindern. Existenzangst, Versagensangst, Erfolgsangst, Todesangst und so weiter vervollständigten mein Trauma. Meine persönliche Angstliste fühlte sich endlos an – ich war schneller damit fertig aufzuzählen, wovor ich keine Angst hatte, als diejenigen Dinge, die mir Angst machten. Angst, Panik und Furcht vermischten sich und ich konnte nicht einmal mehr das eine vom anderen unterscheiden. Einzige Ausnahme: Wenn ich von Panikattacken geschüttelt wurde. Weil dann nämlich gar nichts mehr ging. Mein Herz begann dann wie verrückt zu rasen und ich kam mit dem Atmen nicht mehr nach. Geschlossene Räume und das entsetzliche Gefühl zu ersticken, nahmen mich derart gefangen, dass ich nicht selten einfach umkippte und bewusstlos am Boden lag. Wenn ich anderen davon erzählte, gaben diese Schlauberger zum Besten, ich würde hyperventilieren und solle in eine Tüte blasen, dann höre es auf. Ja, manchmal stimmte das. Allerdings verschwanden die Symptome nur bis zum nächsten Panikanfall. Das war für mich auf Dauer keine befriedigende Lösung. Dies schaukelte sich im Laufe der Zeit so hoch, dass ich schon Angst vor der Angst bekam und mich nicht mehr traute irgendwohin zu gehen, da ich ja nie im Voraus wusste, wann die nächste Panikattacke kam. Jeder, der schon einmal Panikattacken hatte, weiß wovon die Rede ist. Hinzu kam, wie bereits erwähnt, meine Angst. Nicht zuletzt hatte ich sogar Angst vor Erfolg! Ja genau, richtig gelesen: Ich hatte Angst vor Erfolg. *„Das gibt es nicht"*, werden Sie sagen. Und ich sage, falls nötig, schreie ich es heraus: *„Doch, das gibt es!"* Und zwar häufiger als gemeinhin angenommen wird. Sollten Sie unter Erfolgsangst leiden, hilft unter anderem das Auseinandersetzen mit der Frage: „Was ist denn das Schlimme / Bedrohliche für mich, wenn ich Erfolg habe?" Wenn Sie sich diese Frage aufrichtig beantworten, werden Sie staunen, was so alles ans Licht kommt.

Die Angst vor Erfolg wird aufgrund ihrer Ähnlichkeit in der Emotion oftmals mit der Angst vor Misserfolg verwechselt. In Ihrer derzeitigen Situation ist es vollkommen natürlich, dass Sie Angst vor Misserfolg haben. Die Intensität dieses Gefühls richtet sich nach dem Grad Ihres Misserfolgs, oder besser ausgedrückt nach Ihrem persönlichen Gefühl Ihres Versagens, das Sie erlebten. Da jedwede Angst lähmend und der schlechteste Begleiter überhaupt ist, sorgen Sie schnellstmöglich dafür, diese Ängste loszuwerden. Ich spreche in diesem Zusammenhang nicht von Angst und Furcht, die uns davon abhalten lebensgefährliche Unternehmungen zu starten. Diese Art von Angst ist lebenserhaltend, selbstredend.

Es gibt Menschen, die behaupten: *„Ich weiß, dass die Angst feige weicht, wenn ich ihr mit Mut entgegentrete."* Ewigkeiten habe ich mir dieses Credo vorgesagt, das ich vor Urzeiten in einem Erfolgs- und Motivationsseminar erlernte. Bei mir hat es wenig bis gar keinen Erfolg gezeigt. Jedenfalls keinen dauerhaften. Mittlerweile halte ich dieses Denken auch für falsch. Möglicherweise wird da Angst mit Furcht verwechselt (das hoffe ich jedenfalls). Wenn wir Angst haben, egal welche, gibt es dafür einen Grund! Und zwar einen triftigen. Furcht löst kein Trauma aus. Jedoch stellt auch das Gefühl von Furcht für unseren Organismus eine Blockade dar, welche uns ausschließlich schlechte Gefühle bereitet. Furcht ist meist leicht zu überwinden; oftmals reicht ein Nachdenken und Abwägen des Für und Wider aus. Herrscht jedoch Angst, muss tiefer gegraben werden - und zwar auf der emotionalen Ebene.

Zurück zum Thema Erfolgsangst. Lieber Leser, Sie können sich vorstellen, dass das Lösungsmodell für eine Erfolgsangst ein anderes sein muss, als das zur Behebung der Angst vor Misserfolg. Versucht man also, die Angst vor Erfolg aufzulösen, indem man an der Angst vor Misserfolg arbeitet, wird das Ergebnis mit Sicherheit unbefriedigend sein, wie Sie sich mit Leichtigkeit vorstellen können! Die Symptome beider Angstformen sind sehr, sehr ähnlich. Eingangs erwähnte ich, dass Angstgefühle in aller Regel real sind. Das heißt nichts anderes, als dass es in der näheren oder ferneren Vergangenheit ein oder mehrere Erlebnisse gab, die diese Angst konkret erzeugten. Da ja nun einmal jedes Erlebnis im Unterbewusstsein und auch in unseren Muskeln gespeichert wird, gehen auch derartige Erlebnisse nicht verloren. Wurde die „damalige" Angst nicht aufgelöst, ist sie immer noch da - genau wie am ersten Tag. Die besagte Angst verschwindet nicht einfach, weil zwanzig oder gar dreißig Jahre vergangen sind. Von wegen: *„Die Zeit heilt alle Wunden!"* Taucht ein Erlebnis auf, das dem aus der Vergangenheit gleicht, wird die gespeicherte Emotion automatisch hervorgeholt, ist präsent und tut ihr Werk, und zwar solange bis wir das damit verbundene Thema, sprich Problem (auf)lösen. Dabei spielt es überhaupt keine Rolle, zu welchem Zeitpunkt beispielsweise die Ursprungsangst entstand. Unser Unterbewusstsein speichert alles, jedoch nicht chronologisch. Dies gilt für jede Emotion. Entscheidend ist lediglich die Intensität des Ereignisses. Somit gilt dies gleichermaßen für positive wie negative Emotionen. Natürlich tritt immer das vorherrschende Gefühl zuerst in Erscheinung und sucht nach Verstärkung. Bei angenehmen Gefühlen wie: Glück, Lachen, Liebe, Lebensfreude oder Begeisterung, sind uns diese Verstärkungen angenehm. Wobei im Gegenteil, negative Gefühle, wie beispielsweise: Angst, Hass, Neid, Niedergeschlagenheit, Versagen und Schuld ebenfalls nach Verstärkung suchen, beziehungsweise sich ausdehnen. Verständlicherweise sind sie uns jedoch unangenehm und wir verzichten nur zu gerne darauf. Als beliebtes Gegenmittel werden Vermeidungsstrategien entwickelt, die leider keine echte Lösung bringen. Jede, wirklich jede Emotion löst Stress aus: den so genannten Eustress, oder Distress.

Ich möchte noch einige Besonderheiten hervorheben, die Menschen zu Eigen sind, die von der Erfolgsleiter gefallen sind, beziehungsweise nie wirklich wenigstens eine Sprosse der Erfolgsleiter erklommen haben. Menschen, die kein Geld mehr haben, deren Unternehmen in den Konkurs gingen, die Privatinsolvenz anmelden mussten, ihre Jobs verloren oder gar gezwungen sind von der Sozialhilfe zu leben. Es gibt einige wenige, die sofort wieder aufstehen und sich in das nächste Abenteuer stürzen. Nicht selten begehen sie die gleichen Fehler und stürzen anschließend noch tiefer. Ist diese Vorgehensweise erfolgreich, so gratuliere ich und wünsche den Betroffenen von ganzem Herzen Glück und Erfolg. Die Wirklichkeit sieht leider anders aus. Viele der „Gestürzten" bekommen nie wieder ein Bein auf die Erde. Sie nehmen einen zweit- oder drittklassigen Job, der weit unter ihren tatsächlichen Möglichkeiten und Fähigkeiten liegt und bleiben dort. Ihre Träume haben sie längst aufgegeben. Die Hoffnung, wieder Fuß zu fassen ist ihnen nach der elfundneunzigsten Bewerbung abhandengekommen. Den Mut, ein neues Geschäft zu gründen, besitzen noch weniger der Betroffenen. Zu groß ist die Angst erneut zu scheitern. Und wenn sie doch irgendwo in sich noch einen Zipfel Mut finden, ja, wenn, mit welchem Geld, wenn bei einer Privatinsolvenz keine lieben Verwandten da sind, die ihren Namen als Sicherheit hergeben? So oder so ähnlich sind die Schicksale doch, nicht wahr? Diese Menschen bleiben im emotionalen Sumpf stecken.

Also, sprechen wir über die Gestürzten. Diejenigen, die unten stehen oder liegen, je nach dem. Deren Selbstvertrauen ebenso am Boden liegt wie ihr Selbstwert. Diejenigen, die den Bittgang zum Sozialamt zu erledigen haben, um ihre Familien und sich selbst irgendwie zu ernähren. Gut, das ist gewährleistet. Wer seine Angelegenheiten ordnungsgemäß handhabt, muss in Deutschland nicht hungern. Dank der Grundsicherung. Das ist ja auch schon eine Menge, nicht wahr? Steht man noch auf einer höheren Stufe, ist auch das Arbeitslosengeld höher. Auch gut. Was aber nicht gut ist, sind die selbstzerstörerischen Gedanken und Gefühle. In dieser Sache kann ich auch gut von mir berichten. Nach geraumer Hartz-IV-Zeit, eine Zeit, die ich benötigte um wieder vollkommen gesund zu werden, beschloss ich, mich wieder selbstständig zu machen. Ehe ich jedoch in der Lage war, diese Entscheidung umzusetzen, wurde ich von zahllosen Zweifeln und Ängsten getrieben, die mir eine erfolgreiche Existenzgründung unmöglich machten. Die Angst vor der fehlenden Sicherheit blockierte mich so sehr, dass ich vollkommen handlungsunfähig war. Schließlich bestand meine Sicherheit aus der monatlichen Hartz-IV-Zahlung, die ich zum Überleben benötigte. Dafür verzichtete ich gerne auf mehr Geld, dass ich mit Sicherheit in meinem Beruf verdient hätte. Ich musste unendlich viele Selbstcoachings vornehmen, um überhaupt den Mut aufzubringen auf diese „Hartz-IV-Sicherheit" zu verzichten. Meine Überzeugung war immer gewesen, dass ich in mir eine Leichtigkeit und ein Selbstverständnis fühlen müsse, so dass mein Schritt in die Selbstständigkeit so normal wäre, als würde ich eine Straße überqueren. So, wie es irgendwann in der Vergangenheit einmal gewesen war. In meinem anderen Leben. Ich wusste: Solange ich diese Leichtigkeit nicht verspürte, konnte ich keine neue Firma gründen. Wie jeder normale Mensch, so wusste auch ich, dass es keine wirkliche Sicherheit gibt. Vater Staat kann genauso irgendwann hingehen und die Sozialleistungen aufgrund von Gesetzesänderungen kürzen, oder gar streichen. Weiß man es? Nein, natürlich nicht. Dennoch, meine vorherrschende Emotion war Angst, Angst und nochmals Angst. Meine Zukunftsangst war so groß, dass man schon nicht mehr von Hemmung sprechen konnte. Ich war so sehr blockiert, dass nichts mehr vor und zurück ging. Ich erinnere mich daran, dass ich zu Beginn auch meinen Beruf in Frage stellte, bis ich beschloss ihn nie wieder auszuüben. Dann, ganz langsam, als ich immer gesünder wurde, fiel mir auf, dass mein Beruf mir wieder in den Kopf kam und es wurde mir bewusst, dass ich den schönsten Beruf hatte, den ich mir vorstellen konnte. Coach und Trainerin sein, mit Menschen arbeiten. Menschen aus Lebenskrisen herausbegleiten, das war der Beruf für mich. Darauf hatte ich Jahrzehnte hingearbeitet. Je sicherer ich dahingehend wurde, desto leichter wurde mir ums Herz. Hatte ich doch bis dahin ständig Schmerzen und Krämpfe in der Herzgegend verspürt. Am Horizont sah ich langsam wieder Licht. Licht, das mir Mut und Selbstvertrauen brachte, meinen Weg fortzusetzen.

Verzweiflung, Hoffnungslosigkeit und Resignation

Nun, wenn man tief fällt und keinen Ausweg mehr sieht, von Angst und Sorgen getrieben in stetiger Unruhe lebt, und nicht mehr weiter weiß, gehört das Gefühl von Verzweiflung ab sofort zum Alltag. Sie kennen gewiss die Redewendung: *„Nicht mehr ein noch aus zu wissen"* – das ist Verzweiflung. Nicht mehr wissen, wie wir unsere Rechnungen bezahlen sollen oder nicht mehr wissen wo wir einen vernünftigen Job herbekommen sollen, um nur zwei Beispiele zu nennen. Das Gefühl der Verzweiflung resultiert aus dem Absturz. Dazu kommt, dass die betroffene Person keine erfolgversprechenden Lösungswege mehr erkennt. Dabei spielt es keine Rolle, dass es in Wahrheit immer eine Lösung gibt. Diese Verzweiflung wiederum führt zum Gefühl von Hoffnungslosigkeit. Wäre alles in Ordnung, gäbe es keinen Grund für Hoffnungslosigkeit und Verzweiflung. Das Gefühl der Hoffnungslosigkeit zeigt uns, dass wir aufgehört haben auf etwas zu hoffen. Etwas, das uns und unser Leben bisher getragen hat. Je nachdem, wie tief wir fallen, entscheidet, ob Hoffnungslosigkeit lediglich Teilbereiche unseres Lebens betrifft, oder ob, wie in meinem Fall, bei einem totalen Existenzverlust, das gesamte Leben hoffnungslos und gar sinnlos geworden war, schlussendlich in eine Resignation mündet. Ich hatte aufgegeben. Lange Zeit betrachtete ich mein Leben als sinnlos. Nicht, dass ich darüber besonders nachgedacht hätte. Aber ich fand in meinem Leben nichts mehr was ich als sinnvoll erachtet hätte, nichts mehr was ich *wollte* oder was mich wenigstens interessiert hätte. Nichts, nichts, nichts! Von Zielen ganz zu schweigen. Früher in meinem Leben war ich ein ehrgeiziger Mensch, nicht über alle Maßen, aber schon ziemlich erfolgsorientiert. Plötzlich war da nur noch eine Wand vor mir, eine Wand die sich nicht verrücken ließ. Dafür ohne Tür; nicht mal ein kleines Fensterchen, das die Möglichkeit eines Ausweges geboten hätte. Es sollte eine Weile dauern, bis ich begriff, dass ich nicht mehr leben wollte. Und es sollte noch viel länger dauern, bis ich endlich bereit war das, beziehungsweise die dazugehörenden Themen anzuschauen und aufzulösen. Es ist schwierig eine negative Emotion aufzulösen, wenn man eigentlich gar nicht will. Wie ich bereits im vorangegangenen Text beschrieb, hatte es ja eine Weile gedauert, bis ich mir eingestanden hatte, dass meine unglückselige Liebesgeschichte siebzig Prozent meiner Krankheit ausmachten, und maßgeblich für meinen Absturz verantwortlich waren.

In jener Zeit war ich ständig lethargisch. Eine beharrliche Todessehnsucht schwebte immer irgendwie über mir. Auch wenn ich nicht wirklich leben wollte, wäre ich doch gerne gesund gewesen. Intuitiv und aus meiner langjährigen Arbeit als Coach und Trainerin wusste ich, dass sich, wenn ich wieder gesund wäre, auch alle meine anderen Probleme in Luft auflösen würden. Ich würde wieder arbeiten und Geld verdienen; würde wieder aktiv am Leben teilnehmen und möglicherweise einen neuen Partner, sprich echten Lebensgefährten finden. Genau das war dann die Crux. Leben bedeutet auch mit dem anderen Geschlecht in Verbindung und Austausch zu treten. Genau das wollte ich nicht. Ich wollte an dieser elenden Liebesbeziehung festhalten. Wollte nicht sehen, wie die Gegenwart aussah – nämlich weit und breit keine Spur von dem Supermann, nicht mal ansatzweise. Es existierte überhaupt keine Liebesbeziehung mehr! Meine Weigerung, genau das zu sehen, kostete mich erneut Kraft und mir ging es wieder schlechter. Das wiederum wollte ich auch nicht mehr und nach einigen Kämpfen mit mir selbst, stellte ich mir dann notgedrungen die Frage, nach dem *WARUM*. Warum wollte ich nicht sehen, dass der „Supermann" keiner war, auf jeden Fall aber nicht *mein* Supermann war? Nun, die Antwort war etwas verschlüsselt, aber überwältigend logisch. Wenn ich an etwas Altem und Ausgedientem festhalte, kann ich mich nicht mit dem beschäftigen, was ich wirklich mit meinem Herzen möchte. Da waren einerseits mein Beruf und das Thema Erfolg. Andererseits ging es um die Bedeutung von Partnerschaft. Bereits in Kindertagen hatte ich erfolgreich gelernt, dass für mich als Frau der Partner wichtiger zu sein hatte als meine eigene Existenz. Diese Aussage an sich gibt im Prinzip schon alle erforderlichen Informationen – selbstzerstörerisch wie sie ist. Da ich für jenen Mann mehr empfand als je zuvor in einer Liebesgeschichte, war es nur eine Frage der Zeit, wann mich der Spagat zwischen Mann und Erfolg in die Verzweiflung treiben und mich zerreißen würde. Was ja dann auch geschah. Mittlerweile habe ich mit dieser überaus verkrusteten und krankmachenden Tradition gebrochen und erlaube mir seither meine persönliche Existenz über eine Paarbeziehung zu stellen und fühle mich gut dabei. Heute weiß ich nicht nur, dass dies gut und richtig ist. Außerdem hat es nichts mit Egoismus zu tun. Ich habe es auch *emotional* begriffen! Das war zugegebenermaßen Schwerstarbeit. Intellektuell habe ich als aufgeklärte und emanzipierte Frau natürlich immer schon gewusst, ebenso wie jeder andere Gesunde, dass die eigene Existenz Priorität hat. Allerdings trug ich alte, auf emotionaler Ebene erlernte und tief verankerte Überzeugungen aus Kindertagen in mir, die mich für ein gesundes und erfolgreiches Leben völlig falsche Verhaltensweisen an den Tag legen, und mich schlussendlich völlig abstürzen ließen. Somit war mein persönlicher Super-Gau nur eine Frage der Zeit. Dies alles fand ich für mich heraus, indem ich mich beständig sowohl in Ruhe und Entspannung versetzte, als auch meine Emotionen ins Gleichgewicht brachte. Je ruhiger und entspannter ich wurde, desto klarer wurde mir, dass der Mann, den ich über alles zu lieben glaubte, mich in Wahrheit in meiner schwersten Zeit im Stich gelassen hatte. Eine Wahrheit, die ich nicht sehen wollte, hätte sie doch das sofortige Aus dieser Liebschaft mit sich gebracht. Ich hätte gesehen, dass ich einer Uraltillusion hinterherrannte. Genau das wollte ich zu jenem Zeitpunkt nicht sehen. Neben diesem Beziehungskladeradatsch wurde mir auch sukzessiv mein Berufswunsch immer deutlicher. Ein weiterer Wunsch, der mir früher Angst bereitete. Ich wurde mir selbst sicher, dass all das, was ich in meinem Leben bislang erlernt und getan hatte nicht vergebens war. Ich wollte zusätzlich etwas tun. Etwas, womit ich mehr Menschen erreichen konnte als mit Seminaren und Einzeltrainings. Mir wurde bewusst, dass ich anderen Menschen, die ähnliches erlebt haben wie ich, helfen möchte, ins Leben zurück zu finden. Im Laufe der Zeit reifte in mir der Gedanke, dies auf schriftlichem Weg zu tun. Also, Ratgeber zu schreiben, in die ich für Betroffene meine persönlichen und professionellen Erfahrungen, mein Wissen, mein Können und mein Herz einbringen kann, um dabei zu unterstützen schwere Lebenskrisen zu meistern.

Wut und Hass – Verzeihen

Die Gefühle von Hass, Wut und Zorn sind verständliche Emotionen, wenn man plötzlich in die Armut fällt. Egal, was Sie taten, dieses Ergebnis war gewiss nicht Ihr Ziel. Wenn Sie Ihren Job verloren haben, und nun auf staatliche Unterstützung angewiesen sind, ist es nur zu verständlich, dass Sie wütend, voller Groll und Zorn sind. Geschieht Ihnen das mehrfach, gesellt sich leicht Hass hinzu. Hass ist neben Angst die stärkste und kraftraubendste negative Emotion. Hass treibt auch zu Handlung an, wirkt allerdings auf Dauer herzverkrampfend und verengend. Schlussendlich kostet Hass Kraft und beraubt uns jeglicher Leichtigkeit und Lebensfreude, wenn nicht Schlimmeres.

Das Problem derartiger Emotionen besteht darin, dass sie sich leicht verstärken und auf unser gesamtes Dasein ausweiten. Werden diese negativen Emotionen nicht aufgelöst, vergiften wir sämtliche Beziehungen und Erlebnisse, die mit dem ursprünglichen, auslösenden Ereignis nichts mehr zu tun haben. Was wiederum negative Auswirkungen auf unsere gesamte Kommunikation hat. Nicht selten geht hinsichtlich des Themas: Ab morgen bin ich arm, ein Gefühl des *Nichtverstandenseins* und starker Benachteiligung einher. Ein Teufelskreis!

Außerdem wirken diese Gefühle belastend auf unseren Organismus. Wut und Zorn finden ihre Entsprechung gerne in den Bereichen Galle und Leber. Sie kennen Redewendungen wie: „Da kommt mir die Galle hoch;" „Vor Wut kochen;" und so weiter.

Wichtig ist anzuerkennen, dass Sie diese Emotionen haben *und* ihnen einen Namen geben. Verleugnen und verharmlosen Sie sie nicht. Erstellen Sie für sich eine Liste und erinnern sich genau an die Begebenheiten und beteiligte Personen. Lassen Sie Ihre Hass- Wut- und Zorngefühle heraus. Vielleicht gehen Sie in den Wald und schreien alles heraus. Auch das konkrete Aufschreiben der auslösenden Ereignisse, aufgehübscht mit Ihren Emotionen, wirkt erleichternd. Gelegentlich bekommt man hier schon eine andere Sicht auf die Sachlage und der Stress vermindert sich. Das ist der Teil, den Sie mit Ihrem Verstand regeln können.

Die Erfahrung lehrt, dass wir häufig glauben, keinen Stress mehr auf eine Situation zu verspüren. Aber hier ist zu sagen, dass die belastenden Emotionen oftmals schon ins Unbewusste abgerutscht sind. Dort tummeln sie sich mit all den anderen verdrängten und verleugneten Emotionen, die wir nicht anschauen wollen oder sollen und füllen auf unschöne Weise den großen Müllsack, der irgendwann mangels Masse platzen kann. Ein Warnsignal ist, wenn wir häufig aggressiv oder wütend sind, ohne recht sagen zu können, warum wir so fühlen. Hier kann ich nur dringend empfehlen: Forschen Sie nach, woher diese Emotionen kommen (WARUM bin ich so...?).

Der wichtige Gegenpol zu oben genannten negativen Emotionen ist das Verzeihen. Man kann eine Tat, sprich Handlung verzeihen, oder jemandem verzeihen. Das hört sich leicht und unbedeutend an, dennoch kann ich Ihnen versichern, dass es eine Königsdisziplin ist – noch dazu keine einfache. Schließlich ist es leichter eine Entschuldigung über die Lippen zu bringen, als einem Menschen, der einen tief verletzt hat oder gar seinen Beitrag dazu geleistet hat, beim eigenen Untergang behilflich zu sein, von ganzem Herzen zu verzeihen. Es ist nicht damit getan, zu sagen: „Ich verzeihe Dir...". Die stärkste Kraft wird freigesetzt, wenn wir aus tiefstem Herzen den Wunsch verspüren, auf jemanden zuzugehen und sagen können: „Ich verzeihe Dir, dass Du dieses oder jenes getan hast", und dabei Blickkontakt halten. Sinnvollerweise wird in diesem Zusammenhang konkret formuliert, was einen so tief verletzt hat. Es muss die Tiefen des Unterbewusstseins und die emotionale Ebene erreichen, damit es Früchte trägt. Sollten Sie bei Ihrer „Ich-verzeihe-Dir-Aktion" noch ein: „Ja, aber...", verspüren, haben Sie noch nicht wirklich verziehen. Kümmern Sie sich also darum, bis jegliches „Ja, aber...", verschwunden ist. In diesem Zusammenhang hilft die Frage danach, welchen Anteil wir selbst an der Situation hatten. Oder auch die mittlerweile bekannte Frage nach dem WARUM NICHT? Idealerweise machen Sie eine Trockenübung bevor Sie konkret auf einen Menschen zugehen, um ihm zu verzeihen.

Ein häufiger Fehler in Sachen Verzeihen besteht darin, zu glauben, dass wir anderen Menschen aus Gründen, die außerhalb unseres Selbst liegen, verzeihen *sollen*. Es ehrt uns zwar und verbessert auch generell die Kommunikation miteinander. Aber in aller erster Linie tun wir es für uns selbst, um unser persönliches Wohlbefinden und Glück und somit schlussendlich unsere eigene Lebensqualität zu erhöhen. Sie erhöht sich um ein Vielfaches, wenn wir demjenigen verzeihen, der uns verletzte. Jemandem verzeihen zu können ist auch eine Herzensangelegenheit – eine Angelegenheit unseres *eigenen* Herzens. In diesem Ratgeber geht es ausschließlich um unsere eigene Gesundheit. Die Verbesserung der zwischenmenschlichen Beziehungen ist ein angenehmer Nebeneffekt, der jedoch von alleine eintritt, wenn Sie Ihren Mitmenschen ganz konkret verziehen haben. Und zwar auch auf der emotionalen Ebene und nicht nur auf der Verstandesebene. Wurden wir beispielsweise von einer „Organisation" gefeuert, so dürfen wir ruhig Hass, beziehungsweise Hassgefühle dieser Organisation gegenüber empfinden. In der Regel wird es nicht lange dauern, bis wir dahinter auch konkrete Gesichter sehen. Wenn Sie sich nun in diesem negativen Gefühlkarussell befinden, ermahnen Sie sich *nicht* damit aufzuhören. Vielmehr ist es genau richtig und wichtig zu artikulieren, gegen wen oder was genau sich Ihre Wut etc. richtet. Nur so können Sie diese Wut auch erfolgreich auflösen, was für Ihre Gesundheit wiederum außerordentlich wichtig ist. Bedenken Sie: Wenn wir voller Hass, Wut und Zorn sind, haben wir meist das Gefühl niemals verzeihen zu können und oft wollen wir es auch nicht. Wir benötigen also ein starkes Motiv, es doch zu tun und zwar aus vollem Herzen. Das ist schwer; sehr schwer. Intellektuell wissen wir natürlich, dass es richtig wäre, „den Bösewichten" zu verzeihen. Da wir nun mal keinen Heiligenschein haben, braucht es etwas, dass unseren „Emotionshaushalt" sozusagen davon überzeugt, dass es Sinn macht zu verzeihen - eine Motivation. Aus meiner praktischen Erfahrung kann ich sagen, dass es hilft, sich klar zu machen, dass es unserer eigenen Gesundheit dient und nicht der anderen Person. In aller Regel ist dies für die meisten Menschen in einer solch gravierenden Situation der einzige Grund die Bereitschaft zu Verzeihen zu entwickeln. Gesunder Egoismus, wenn Sie so wollen. Mir persönlich hat dies sehr geholfen, so dass ich mich heute um vieles leichter ums Herz herum fühle.

An dieser Stelle scheint es mir auch angebracht das Thema: „sich selbst zu verzeihen", anzusprechen. In zahlreichen therapeutischen Ansätzen und Büchern wird empfohlen, sich selbst zu verzeihen. In meiner langjährigen Arbeit als Coach und Trainerin, wie auch aus meiner eigenen Betroffenheit heraus, hat dieser Ansatz in diesem Zusammenhang keine zufriedenstellende Wirkung gezeigt. Sich selbst zu verzeihen, ist dann von enormer Bedeutung, wenn wir wirklich Schuld auf uns geladen haben. Nämlich dann, wenn wir Fehler gemacht haben.

Es kommt nicht von ungefähr, dass wir im Laufe unseres Lebens viel Groll und Hass mit uns herumtragen, wegen gefühltem Unrecht und den damit unvermeidlich einhergehenden krankmachenden Emotionen. Unrecht, das Ihnen irgendwann in der Vergangenheit widerfuhr. In der Regel handelt es sich nicht um eine einmalige Angelegenheit. Meist ist es der sogenannte Tropfen, der das Fass zum Überlaufen bringt, der Menschen ausrasten und zerstörerische Dinge tun lässt. Wenn wir also anderen Menschen verzeihen, tun wir das für uns selbst. Wir dürfen in diesem Bereich getrost egoistisch sein. Die Auswirkungen des Verzeihens hingegen helfen uns selbst dabei, dass wir uns besser fühlen. Darüber hinaus verändern sich, praktisch wie von selbst, auch unsere Gefühle zu den betroffenen Personen und den Menschen allgemein.

ÜBUNG zum Thema Verzeihen:

Fragen Sie sich regelmäßig, ob es in Ihrem derzeitigen Leben noch etwas oder jemanden gibt, dem Sie verzeihen könnten oder sollten.
Erstellen Sie dann eine Liste und unterteilen diese in drei Spalten. Tragen Sie in diese Liste konkrete Begebenheiten und Personen ein.

Erste Spalte:
- Personen, denen ich *niemals* verzeihen werde:
- Taten, die ich *niemals* verzeihen werde (mir selbst oder
  anderen):

Zweite Spalte:
- Diesen Personen *sollte* ich verzeihen:
- Diese Taten *sollte* ich verzeihen (mir selbst oder anderen):

Dritte Spalte:
- Diesen Personen und diese Taten habe ich verziehen:

Arbeiten Sie regelmäßig mit dieser Liste und spüren Sie in sich hinein, ob und wie sich Ihre Emotionen und Einstellungen den Personen beziehungsweise Sachlagen gegenüber verändern. Fragen Sie sich warum und was genau Sie nicht verzeihen möchten oder können. Besonders wichtig ist in diesem Zusammenhang auch die Frage nach den Folgen. Was wäre, wenn ich verzeihen würde? Nicht selten ist das Nichtverzeihen-Wollen oder Nichtverzeihen-Können ein Art Festhalten an etwas Altem aber Ausgedientem, was wir jedoch nicht wahrhaben wollen. Auf diese Weise verhindern wir erfolgreich neue Wege zu beschreiten, wie beispielsweise neue Menschen kennen zu lernen, einen neuen Beruf auszuüben und so weiter.

Je weniger Hass und Ablehnung in Ihrem Leben übrigbleiben, - idealerweise gar nichts – desto besser und freier werden Sie sich fühlen. Ihr persönlicher Müllsack ist wieder ein Stück leichter geworden. Dies wiederum macht sich in Ihrer Ausstrahlung und somit in Ihrer Außenwirkung und Ihrem Erfolg bemerkbar.

Versagen, Schuld - Selbstvertrauen und Selbstwert

Schuld- und Versagensgefühle sind die ständigen Begleiter, wenn man von der Erfolgsleiter des Lebens gefallen ist. Selbst dann, wenn Krankheit der Auslöser war. Stellen wir uns doch im Grunde selbstkritisch infrage. Natürlich neigen wir auch mehr oder weniger dazu, anderen die Schuld zu geben. Jedoch ist dies in aller Regel vorgeschoben und wird über kurz oder lang von Selbstzweifeln abgelöst oder zumindest zeitweise verdrängt. Letztlich zeigt dies, dass wir in Wahrheit wissen, dass wir an irgendeiner Stelle falsch abgebogen sind, wenn auch nicht unbedingt worum genau es sich dabei handelte. Das ist die eigentliche Crux an der Sache. Wir machen uns irgendwann schlechter als wir sind. Wenn das Wort schlecht hier überhaupt zutreffend ist. Wenn wir unten angekommen sind, ist alles dunkel und wir selbst sind schuld und somit Versager. Sind wir erst einmal in dieser Negativspirale angekommen, nützen auch positive Affirmationen nichts mehr. Wir kennen positive Affirmationen aus dem klassischen Positiven Denken, wobei man sich beständig positiv formulierte Sätze vorsagt – laut oder in Gedanken.

Es mag sein, dass Sie schuldhaft gehandelt haben. Es mag weiterhin sein, dass Sie bei einer oder mehreren Angelegenheiten versagt haben. Aber wir alle sind Menschen und Menschen dürfen Fehler begehen. Das ist menschlich!!!! Ja, Sie auch. Auch Sie dürfen Fehler machen! Fehler sind Vorstufen zum Erfolg, wenn wir Sie erkennen und beheben! Vielleicht wenden Sie jetzt ein, dass es Fehler gibt, die nicht zu beheben sind. Ja, auch das stimmt. Allerdings bedeutet beheben in diesem Zusammenhang nicht ausschließlich dieselbe Sache in Ordnung zu bringen. Mindestens genauso wichtig ist es, seine Einstellungen gesund zu verändern um bei einer nächsten Gelegenheit – und diese wird irgendwann unweigerlich an unsere Türe klopfen - richtig zu handeln. Dann haben wir gelernt und können diese Erfahrungen als unsere persönliche Ressource nutzen. Dazu gehört auch sich selbst seine schuldhafte Handlung einzugestehen und zu verzeihen. Schuld- und Versagensgefühle sind mächtige Gefühle; Gefühle, die unseren Organismus enorm belasten und somit auch unsere Lebensqualität und Lebensfähigkeit reduzieren. Schuld- und Versagensgefühle müssen ebenso, wie alle anderen belastenden Emotionen auf der emotionalen Ebene aufgelöst werden. Das geht! Sie können Ihre Vergangenheit nicht ändern. Niemand kann das! ABER was Sie können ist: Ihre Sicht auf die Vergangenheit verändern! Darin liegt der Schlüssel. Ändern Sie Ihre Sicht auf die Vergangenheit durch die Veränderung Ihrer Emotionen, somit verändern Sie automatisch Ihre Gegenwart und aus den Gefühlen der Gegenwart kreieren Sie selbst Ihre Zukunft. Ich weiß, das hört sich leichter an als es ist. Und zugegebenermaßen bedeutet es Arbeit. Aber Sie tun es für sich und Ihr Leben – damit es Ihnen wieder besser geht. Ich habe das geschafft und schaffe es noch, dann schaffen Sie das auch – Schritt für Schritt! Das ist das Leben und Wachstum.

In unmittelbarem Zusammenhang zu Schuld und Versagen stehen Selbstwert und Selbstvertrauen. Wenn Sie das Gefühl haben im Leben versagt zu haben, rutscht Ihr Selbstwert in den Keller. Ihr Gefühl etwas wert zu sein. Dies wiederum hat unmittelbaren Einfluss auf Ihr Selbstvertrauen. Das kann gar nicht ausbleiben. Wenn Sie ungewollt arbeitslos oder zum Hartz-IV-Empfänger geworden sind, gleichgültig aufgrund welcher Gegebenheiten, sackt Ihr Selbstwert in gleichem Maße ab, wie Ihr Selbstvertrauen. Ihr regelmäßiger Gang als Bittsteller zum Sozialamt wirkt auch nicht erbaulich auf Ihr Selbstbild. Nun werden Sie vielleicht einwenden, dass Ihnen das Geld zusteht, das der Anspruch gesetzlich verankert ist. Natürlich, Sie haben Recht! Dennoch kratzt es an Ihrem Selbstwert. Sind Sie noch nicht so tief unten, wird auch Ihr Selbstvertrauen noch nicht gänzlich in den Keller gerutscht sein. Sich selbst etwas zutrauen, wer kann das noch, nach wer weiß vielen hundert erfolglosen Bewerbungen? Unweigerlich tauchen in einem Menschen Fragen nach dem eigenen Wert auf. Schaffe ich so eine Arbeit überhaupt; kann ich dieses oder jenes oder eher nicht? Ich versichere Ihnen, dass diese Unsicherheiten in einem Bewerbungsschreiben den Leser erreichen. Nicht weil er hellsichtig ist, sondern weil Sie, wie jeder andere auch, Ihre Unsicherheiten unbewusst in Worte fassen. Deshalb ist es unendlich wichtig die negativen Gefühle hinsichtlich Selbstwert und Selbstvertrauen ins Positive zu bringen.

Kummer und Lebenswille

Kummer, lieber Leser, ist in seiner dauerhaft belastenden Wirkung eine weit unterschätzte Emotion. Eine Emotion, die uns in unserem Voranschreiten bremst. Je nachdem wie groß der Kummer ist, kann er uns so sehr bremsen, dass unser Lebenswille beeinträchtigt wird, schlimmstenfalls vollständig erlischt. Dabei spielt es keine Rolle, woher der Kummer rührt. Dies kann ein ungeliebter Beruf sein, der uns Kummer bereitet. Ebenso gut können es Freunde sein, die in Wahrheit keine Freunde sind, wir dies nur nicht wahrhaben wollen, weil wir sonst möglicherweise feststellen, dass das Thema Freunde in unserem Leben auf tönernen Füßen steht. Neben dem allseits bekannten Liebeskummer wird dem Kummer innerhalb der Familie nicht genug Bedeutung zugemessen. Weiß man doch, dass Liebeskummer bei einer zerbrochenen großen Liebe gar zum Selbstmord führen kann. Aber dass Kinder durchaus in der Lage sind, ihre Eltern derart zu hassen und zu zerstören, dass diese ihren Lebenswillen verlieren, wird noch viel zu wenig beachtet. Die Folgen sind tragisch. Man bekommt nichts mehr auf die Reihe und sackt emotional immer weiter ab. Ein Teufelskreis für Eltern und Kinder! Da man sich als Eltern ja nicht abschotten will und die Kinder liebt, sich verantwortlich, eventuell sogar schuldig fühlt, ist es nur natürlich, dass der Lebensfrust wächst. Dass als Folge auch die Leistungen im Beruf nachlassen, ist dann kein Wunder mehr. Durch die Tatsache, dass eine derart belastete Familie täglich zusammen ist, kann nicht einfach so Veränderung eintreten. Aber ohne einander geht es auch nicht. An dieser Stelle ist es mir wichtig zu betonen, dass trotzdem Liebe der einzelnen Familienmitglieder – Kinder zu Eltern und Eltern zu Kindern – vorhanden ist, auch wenn sie zurzeit von negativen Emotionen überlagert ist. Woher ich das so genau weiß? Aus meiner persönlichen Erfahrung mit meinem Kind, dass nach dem Gewaltverbrechen nicht wiederzuerkennen war. Meine Familie war zerstört. Und ich verschlimmerte unwillentlich durch meine eigene Krankheit diesen Zustand noch. War ich doch nicht in der Lage, meinem Kind die notwendige Aufmerksamkeit und Zuwendung zu geben. Des Weiteren verstärkten sich die Hass- und Ablehnungstiraden meines Kindes noch dadurch, dass meine vertrackte Liebesbeziehung, die ja von vorn bis hinten unbefriedigend verlief, weil ich das Nichts an Kraft in mir auch noch in diese leidige Geschichte steckte. Das funktioniert natürlich auch dann, wenn man sich gar nicht trifft. Meine Gedanken kreisten in jener Zeit ausschließlich um Existenzängste, Mann, Krankheit und Beruf, bis dann schließlich noch lähmende Angst und Verzweiflung um mein Kind hinzukamen. Die fehlende Gesundheit meines Kindes und die stetige Sorge um mein Kind sollten mich noch weitere Jahre belasten, nachdem ich meine eigenen Probleme gelöst hatte.

Schon althergebrachte Weisheiten geben uns Auskunft über das Wort und die Thematik Kummer. Beispielsweise der Kummerspeck. Essen, wenn wir Kummer haben; oder das wohl allen bekannte Frustfressen. Frust ist in aller Regel die Vorstufe von Kummer. Kummer hat neben dem Magen auch mit dem Herzen zu tun. Mittlerweile ist auch in der Schulmedizin anerkannt, dass unser Herz ein Stimmungsorgan ist. Es gibt sogar Forschungsansätze über ein eigenes Zellgedächtnis des Herzens, denen die Annahme folgt, dass, vereinfacht ausgedrückt, nicht alle Prozesse ausschließlich vom Gehirn gesteuert werden. Ich persönlich kann diese Ansicht nur bestätigen. Während meiner langen Krankheit machte ich die Erfahrung, dass ich, nachdem ich bereits unzählige Blockaden in meinem Leben gelöst hatte, immer noch unter starken Herzbeschwerden litt. Also beschäftigte ich mich notgedrungen mit meinen Herzschmerzen. Erst langsam begriff ich, dass mein Herz buchstäblich ein Eigenleben hinsichtlich Emotionen besitzt. Ich stellte mir immer häufiger die Frage: „Was ist los mit meinem Herzen?" Je mehr ich bereit war hinzuhören, desto klarere Antworten erhielt ich. Welche Arten von Herzschmerzen ich mit mir herumtrug und alle hatten mit dem Thema Kummer, der Weigerung mein Leben anzunehmen und fehlendem Lebenswillen zu tun. Es wurde mir bewusst, dass bestimmte Lebensthemen zusätzlich direkt über das Herz zu lösen sind. Was ich dann auch tat.

Später fühlte ich noch über lange Zeit hinweg Angst davor, auf mein Herz zu hören. Oder ich sollte wohl besser sagen, meinem Herzen zu folgen. So lächerlich das klingen mag, irgendwann begann ich sogar, mir bewusst die Frage zu stellen: „Was will mein Herz?" Ich erinnere mich gut an jene Situation: Ich saß ganz still, schaute zum Fenster hinaus und spürte, wie mein Herz weiter wurde und begann wieder einmal zu weinen. Das Weinen übrigens, war seit meinen Panik- und Herzattacken fast schon meine zweite Natur geworden. Ich weinte schneller und häufiger, was mir aber in keiner Weise schadete – im Gegenteil. Zum Thema Weinen gehört auch die Emotion Traurigkeit. Wenn wir traurig sind, empfiehlt es sich durch das befreiende Tal der Tränen hindurch zu gehen. Durch Tränen findet die Traurigkeit den Weg aus unserem Herzen. Es ist gut und richtig, dies zuzulassen. Auf diese Weise werden uns dann neue Wege eröffnet, Wege, die für uns gesünder sind. Hierbei handelt es sich nicht immer um große alles verändernde Angelegenheiten. Oft beginnt die Veränderung auch mit kleinen Dingen, die uns schrittweise in eine glücklichere Welt führen. Mit jedem dieser Schritte wächst auch unsere Zuversicht.

Nun aber zurück zu dem, was mein Herz will. Ich fand heraus, dass es einen regelrechten Dialog gibt. Ich weiß nicht, wie es mit Ihrem Herzen steht, oder ob Sie verzweifelt genug sind einen so schräg anmutenden Weg zu gehen, wie ich ihn hier beschreibe. Auch weiß ich nicht, wie weit Sie in Ihrer Entwicklung von Herz und Verstand sind. Was ich jedoch weiß ist, dass ich davon überzeugt bin, dass das Herz das Kummerorgan schlechthin ist, wesentlich mehr noch als die Verdauungsorgane. Ich weiß, dass alles Leben aus dem Herzen kommt und, dass ich nicht über meine heutige gesunde Lebensqualität verfügen würde, hätte ich mich nicht auf die emotionale Eigendynamik meines Herzens eingelassen und sie für mein Leben genutzt. Bis heute zu ist es mir zur Gewohnheit geworden, mich um das emotionale Wohl meines Herzens zu kümmern. Probieren Sie es aus und lassen Sie sich überraschen!

Meinem Herzen zu folgen, das war etwas völlig anderes als das, was mein Kopf und mein Sicherheitsdenken wollten. Hatte dies doch Konsequenzen auf die ich nicht vorbereitet war, und die mir in meiner damaligen Lebensart völlig fremd waren (dabei durfte ich vor meinen Zusammenbrüchen schon von mir behaupten, meiner Intuition gefolgt zu sein - meistens jedenfalls). Aber ich „musste" anfangen, diese Wege zu gehen, weil ich ansonsten wieder Herzschmerzen bekam. Einer dieser neuen Wege bestand darin, diesen Ratgeber zu schreiben. Wenn ich mich darin vertiefte, hatte ich keinerlei Herzschmerzen mehr. Das war meine Motivation bei dieser Vorgehensweise zu bleiben. Schritt für Schritt und Stufe für Stufe ein neues Verhalten zu festigen.

Natürlich kennen wir alle Sätze wie: „Folge deinem Herzen." Was für mich persönlich jedoch vollkommen neu war, war die Tatsache, dass ich derart aus dem Verkehr gezogen werde, wenn ich es nicht tue. Und mein neuer Weg, Ratgeber zu schreiben, ist nur einer meiner neuen Wege. Ein Weg, für den die Zeit reif ist.

Es gibt verschiedene Arten von Kummer. Denken wir nur an den Liebeskummer. Jeder hat wahrscheinlich schon unglückliche Liebesgeschichten erlebt. Niemand wünscht es sich, und doch ist niemand davor gefeit. Eine zerbrochene erste große Liebe heilt meist nie wirklich. Irgendetwas bleibt in aller Regel zurück. Es wird lediglich in die große Kammer des Vergessens oder der Verdrängung gesteckt. Das Problem ist, das späteren neuen Partnern, dieselbe unvoreingenommene Liebe in aller Regel nicht mehr zuteilwird, weil wir uns vor weiteren Verletzungen fürchten. Damit beginnt das Debakel, dass wir unser Herz schrittweise verschließen. Wir verlieren ein Stück Leichtigkeit und damit zwangsläufig Lebensqualität. Von fehlendem Glück gar nicht zu sprechen. In gleichem Maße engen wir unser Handlungsspektrum ein. Dementsprechend handeln wir und laufen Gefahr, Menschen in unser Leben zu ziehen, die uns *nicht* guttun. Ein Teufelskreis! Ein häufig gemachter Fehler im Zusammenhang mit Kummer besteht darin, denselben zu *ertränken*. Das mag eine kurzfristige und behelfsmäßige Lösung sein. Habe ich auch schon praktiziert. Aber letztlich muss der Kummer unter die Lupe genommen werden. Wenn Sie schon einige Jahrzehnte auf dem Buckel haben, liegt die Vermutung nahe, dass Sie auch schon einiges an Kummer durchlebten, bevor nun gar nichts mehr geht.

Wo Kummer und andere negative Emotionen verdrängt werden, ist auch das *Vergessen-Wollen* nicht weit. Vergessen und Verdrängen kann man mit Alkohol, Drogen, Fernsehen, PC-Spielen, Sex und so weiter. Dort angekommen ist die Sucht nicht weit. Das wissen wir. Schwierig ist zu erkennen, ob wir „nur" gefährdet sind oder schon mitten durchs Elend schwimmen. Dann ist dringend Hilfe angeraten und hier nicht mehr Thema.

Tipp:
Verdrängen Sie auf keinen Fall Kummer und Traurigkeit!

Was Sie unbedingt beachten sollten, falls Kummer einer Ihrer „Krankmacher" ist: Verdrängen Sie ihn nicht! Er wird niemals von alleine aufhören. Bestenfalls nennt sich der Kummer dann Bitterkeit oder Zynismus – also nicht wirklich attraktiv. Auf der tiefen Wunde wird sich bildlich gesprochen, lediglich Schorf bilden. Wenn dasselbe Thema in Ihrem Leben wieder auftaucht, ist auch diese Wunde wieder offen und *schmerzt*. Darüber hinaus schwächt der Kummer Ihr Herz und Ihre Lebensenergie dauerhaft. In meiner Beratungspraxis erlebte ich zahlreiche Menschen, die glaubten, ihren (Liebes)Kummer seit Jahren verarbeitet zu haben, die jedoch jegliche Leichtigkeit und Beschwingtheit in ihrem Auftreten und ihrer Ausstrahlung verloren hatten. Als wir dann jedoch ihren alten Kummer aufdeckten und aufgelöst hatten, kehrten auch Leichtigkeit und Lebenswille in ihr Leben zurück. Genau wie bei mir selbst. Sprechen Sie also mit Menschen Ihres Vertrauens über Ihren Kummer und Ihre Traurigkeit. Halten Sie nichts zurück – schon gar keine Tränen und auch keine Wut und Enttäuschung. Ergehen Sie sich nicht in Selbstzerfleischung, weil sie die Schuld ausschließlich bei sich suchen. (Ein beliebtes Frauenthema). Wenn eine Beziehung, gleich welcher Art, dazu gehören auch die Beziehungen zu Ihren Kindern, Geschäftspartnern, Vorgesetzten und Kollegen, nicht funktioniert, dann sind mindestens zwei Personen daran beteiligt.

Als erstes müssen Sie selbst von den belastenden Emotionen herunterkommen, bevor Sie mit Herz und Verstand fühlen, denken und handeln können. Es ist gut möglich, dass Sie eine ganze Reihe von Kummerthemen aufzulösen haben. Tun Sie es! Auch wenn es dauert und Sie das Gefühl haben: nicht schon wieder ein Kummerthema. Ich selbst hatte so viel Kummer in meinem Leben angesammelt, dass mir diese Kummerthemen wirklich zum Halse heraushingen. Ganz zu schweigen von der Tatsache, dass es mir nicht bewusst war, dass ich so viel alten Krempel mit mir herumtrug. Ich kann Ihnen aus eigener Erfahrung versichern, dass sich die Arbeit lohnt. Sie werden sich leichter und besser fühlen, so dass Sie auch wieder vorwärts gehen können.

Depression

Im Lexikon wird Depression als Niedergeschlagenheit, Traurigkeit und gedrückte Stimmung definiert. Eine sehr deutliche und gleichzeitig verständliche Definition, wie ich finde. Alle im vorangegangenen Teil beschriebenen belastenden Emotionen, münden in eine Depression, wenn die damit verbundenen Themen nicht beachtet, sondern verdrängt oder gar verleugnet werden. Die Schwere von Depressionen wird natürlich bestimmt durch die Heftigkeit und die Menge an disharmonischen Emotionen. Je schockierender und erschütternder das Erlebte, desto weiter schnellen die Stresswerte in die Höhe und belasten den gesamten Organismus. Gönnen wir unserem gesamten Organismus in einem solchen Fall nicht die *not-wendige* Ruhe und emotionale Aufarbeitung des Erlebten, werden wir, langfristig betrachtet, krank. Auch unsere Belastungsgrenze sinkt stetig. An dieser Stelle möchte ich nochmals betonen, dass zum Organismus die körperliche, geistige, seelische *und* emotionale Ebene gehören. Letztere wird immer noch einfach der seelischen Ebene zugeordnet oder nicht weiter beachtet, was aber aus meiner Erfahrung und Kenntnis ein massiver Fehler ist. Da, wie ich bereits erwähnte, die Emotionen der Dreh- und Angelpunkt eines Lebens sind.

Zurück zur Depression. Sie entsteht nicht separat oder losgelöst. Sie ist das Ergebnis fehlgeleiteter Handlungen und oder unverarbeiteter Erlebnisse. Ich persönlich benutze heute das Wort Depressionen sehr ungern. Bietet die deutsche Sprache doch eine in sich schlüssige Erklärung des Wortes. Wenn man weiß, dass einen etwas oder jemand niederdrückt, niederschlägt, runterzieht oder ähnliches, bekommt dies eine konkrete Bedeutung. Es entsteht ein Zusammenhang zu etwas anderem, einem Gefühl und einer Begebenheit. Etwas, das höchstwahrscheinlich den Ursprung des Problems, oder zumindest Teil des zu lösenden Problems darstellt. Das Wort Depression ist ein medizinischer Begriff, der auf einen Krankheitszustand hindeutet. Er ist abstrakt und löst bei einem Betroffenen außer Unbehagen nicht unbedingt eine Erinnerung aus, die für ihn von Belang ist. Wohingegen man sich unter dem Wort Niedergeschlagenheit sehr gut etwas vorstellen kann, weil es ein Gefühl ist. Außerdem kann es unserem Gehirn helfen, der Ursache leichter auf die Spur kommen. Indem man sich fragt: *„WER oder WAS macht mich niedergeschlagen?" „Seit wann habe ich dieses Gefühl?"* Wenn Sie sich auf diese Weise Ihren Problemen nähern, werden Sie auch Antworten finden. Es mag sein, dass Ihnen die Antworten (zu Beginn) nicht gefallen, weil sie vielleicht das Ende von etwas bedeuten, was Sie nicht sehen wollten. Auch weil Sie möglicherweise ein neues, verändertes Verhalten an den Tag legen müssen, wenn nicht gar einen vollkommen neuen Weg einzuschlagen haben.

Wenn Sie Depressionen haben, depressiv sind, bedeutet dies, dass Sie an einem oder mehreren Punkten in Ihrem Leben falsch abgebogen sind und nicht die Person sind, die Sie wirklich sind. Wenn Sie beispielsweise Ihren Job verloren, könnte es sein, dass Sie dort am falschen Platz waren. Wenn Sie dieses Schicksal mehrfach ereilt, mag es sein, dass Sie den falschen Beruf ausüben. Haben Sie vielleicht Ihre Firma gegen die Wand gefahren, weil Sie zu hohe Kredite aufnahmen, die Sie nicht mehr überschauen konnten und Ihnen jegliche Unabhängigkeit, sowie das Gefühl von Freiheit raubten? Möglicherweise wollen und brauchen Sie etwas vollkommen anderes, um auf Dauer glücklich und erfolgreich zu sein. Vielleicht steckt noch etwas in Ihnen, das Sie gar nicht kennen, oder Sie haben das zarte Pflänzchen der Inspiration über Jahre erfolgreich unterdrückt. Vielleicht haben Sie aber auch einfach viel zu viel gearbeitet, so dass Kreativität und Inspiration verloren gingen. Als Folge gingen Ihnen die Ideen für notwendige Innovationen und Veränderungen in Ihrem Unternehmen aus. Möglicherweise haben aber auch das Alter und oder Veränderungen in Ihrem persönlichen Umfeld dafür gesorgt, dass Sie das Bisherige nicht mehr mit ganzem Herzen tun konnten. Da ist es nur eine Frage der Zeit, wann Unternehmer samt Unternehmen zur Talfahrt ansetzen. Oftmals ist es leider so, dass notwendige Veränderungen nicht rechtzeitig wahrgenommen, und die daraus resultierenden erforderlichen Maßnahmen zu spät oder gar nicht vorgenommen werden. Dies geschieht in der Regel nicht etwa aus Faulheit oder Bequemlichkeit, sondern vielmehr aus Unsicherheit. Unsicherheit darüber, was werden soll in der Zukunft, wenn wir beispielsweise einfach das Geschäft schließen und vielleicht noch einmal die Schulbank drücken oder auf andere Weise unserem Herzen folgen wollen. Also einen Neuanfang mit ungewissem Ausgang wagen. Was sagen die Familienmitglieder dazu? Überlegungen dieser Art halten uns nicht selten davon ab alte Pfade zu verlassen, um neue zu beschreiten. Wobei es wirklich schwierig ist, mit etwas Vertrautem, das durchaus Vorteile aufzuweisen hat, aufzuhören. Sei es das sichere Gehalt, hohe Honorare, Prestige oder ein vermeintlich sicherer (Geschäfts)partner. Da Sie vermutlich morgen arm sein werden — sonst hätten Sie wahrscheinlich das Buch nicht gekauft - gehören Sie wohl zu den Menschen, die falsch, zu spät oder gar nicht gehandelt haben. Ansonsten wären Sie weder pleite, krank noch Hartz-IV-Empfänger. Da das Leben sich nun mal nicht betrügen lässt, kommen die Dinge ans Licht; entweder positiv, so wie es uns gefällt, oder aber in Form von Leid und Krankheit. Leiden und Krankheit zwingen zum Handeln. Leider ist es so, dass heutzutage einfach Medikamente genommen werden, ohne weiter nachzuhaken, was denn eigentlich zu der Krankheit geführt hat. An dieser Stelle möchte ich noch einen Hinweis hinsichtlich Psychopharmaka geben, die zur Behandlung von Depressionen eingesetzt werden. Es ist allgemein bekannt, dass derzeit noch keine Medikamente existieren, die haargenau die jeweilige Depression heilen. Stattdessen werden sogenannte Breitbandmedikamente eingesetzt. In der Regel handelt es sich um sogenannte Stimmungsaufheller. Diese können Ihre Probleme nicht lösen. Sie können Ihnen, wenn Sie keine Nebenwirkungen verspüren, Ihren Alltag erleichtern. Das ist viel, zugegeben. Aber ist es nicht so, dass wir, wenn wir krank sind, immer den gesunden Zustand zurückhaben wollen? Bei mir jedenfalls war das so, und ich habe nicht eher geruht, bis ich keine Depressionen mehr hatte. Zugegeben, das war viel, sehr viel Arbeit. Für mich eine lohnenswerte Aufgabe, weiß ich doch heute, dass ich auf diese Weise mein Leben in Ordnung halten kann, damit Gesundheit und Glücksgefühle keine Momentaufnahmen sind. Außerdem weiß ich, dass ich auf diese Weise auch neuen Problemen oder modern ausgedrückt, neuen „Herausforderungen" gewachsen sein werde.

Tipp:
Wenn Sie also niedergeschlagen, niedergedrückt oder entmutigt sind, kurz unter Depressionen leiden, gibt es
dafür mindestens eine Ursache! Machen Sie sich auch selbst auf den Weg und finden Sie die Ursachen heraus und beheben diese, dann haben Sie gute Chancen, dass Ihre Depressionen demnächst der Vergangenheit angehören!

Diese Erläuterungen zu den einzelnen Emotionen habe ich für Sie aufgeschrieben, damit Sie selbst mit Ihren Emotionen arbeiten können und nicht ausschließlich auf die nächste Therapiesitzung angewiesen sind. Außerdem, je besser Sie sich selbst kennenlernen, desto eher finden Sie heraus in welchen Lebenssituationen Sie falsch abgebogen sind. Situationen, die Sie möglicherweise schon lange belasten, die Sie jedoch immer wieder igno-riert oder verdrängt haben. Darüber hinaus beschleunigt Ihr ei-genes Zutun den Gesundheitsprozess, so dass Sie auch wieder erfolgreich werden und somit auch die Armut hinter sich lassen können. Die in diesem Kapitel näher beschriebenen Emotionen, die eine besondere Stellung beim Thema „Ab morgen bin ich arm", einnehmen, dienen der besseren Orientierung, damit Sie Ihre Gefühle besser lokalisieren können.

Im Kapitel 7, finden Sie im Abschnitt – EMOTIONALER STRESS-ABBAU - eine Methode, die Ihnen helfen kann Ihre persönlichen, in Unordnung geratenen Emotionen wieder zu normalisieren.

Merke:
Jede vorherrschende negative Emotion will Ihnen helfen Ihr(e) Problem(e) zu lösen.

6. Kapitel

Armut

Die Aussage: „Ab morgen bin ich arm", impliziert, dass wir im Voraus wissen, dass uns Armut, beziehungsweise ein wesentlich geringeres Einkommen, ins Haus steht. An dieser Stelle geht es nicht mehr darum, diese abzuwenden, sondern diesen Zustand zuerst einmal zu akzeptieren – aufzuhören, sich gegen das Unvermeidliche zu wehren. Jedoch müssen wir uns bemühen, im Hinterkopf zu verankern, dass dieser Zustand nur vorrübergehend ist.

An diesem Punkt unseres Lebens angekommen, ist davon auszugehen, dass wir bereits alles uns zur Verfügung Stehende versucht haben, um das Unheil abzuwenden. Gespräche mit Gläubigern, Miniratenzahlungen, Jagd nach Aufträgen, Jobs und so weiter. Dies sind Vorgehensweisen, die wohl jeder ernsthaft an einer Fortführung seiner Existenz Interessierte anwendet, auch wenn sich dann herausstellt, dass alle Bemühungen vergebens waren. Dass die Katastrophe nicht wirklich abgewendet werden konnte. All diese Erlebnisse werden jedoch von jedem Menschen anders wahrgenommen, woraus sich natürlich auch unterschiedliche Verhaltensweisen ergeben. Sie reichen von Überaktionismus bis hin zur völligen Handlungsunfähigkeit, was sich natürlich auch körperlich negativ auswirkt. Bei mir war es so, dass ich, trotz meiner Krankheit, Aufträgen hinterherhechelte, bis ich vollständig zusammenbrach. Dann stürzte ich in Panik und vollkommene Handlungsunfähigkeit. Das ging so weit, dass ich nicht mal mehr Briefe öffnen und lesen konnte, ohne das Gefühl zu haben gleich einen Herzinfarkt zu erleiden. Schließlich gab ich auch das auf und stapelte sie stattdessen in sämtlichen Schubladen meines Schreibtisches, um sie auch nicht mehr sehen zu müssen.

Kurz und gut, ich wurde arm. Da ich wieder gesund werden wollte, wenngleich es auch eine lange Zeit gab, in der ich das überhaupt nicht wollte. In Wahrheit war es so, dass ich nicht mehr leben wollte. Heute kann ich das einfach so schreiben, weil ich meinen Lebenswillen wieder gefunden habe. Zum Prozess des Gesundwerdens und des Leben-Wollens, gehörte gezwungenermaßen unter anderem die Auseinandersetzung mit dem Thema Armut. Mir wurde klar, dass man nicht plötzlich und einfach so arm wird, wenn man vorher über (viel) Geld verfügte. Dabei ist es vollkommen gleichgültig wieviel Geld man hatte. Der Durchschnittsverdiener, der arbeitslos wird und keinen adäquaten neuen Job findet, hat berechtigte Existenzängste, wenn sein Arbeitslosengeld deshalb im Laufe der Zeit immer weiter reduziert wird, bis er irgendwann bei Hartz-IV landet. Der Manager, der sich bezüglich seines Einkommens in einer vollkommen anderen Kategorie befindet, kann jedoch auch abstürzen und alles verlieren. Wenngleich er auf einem höheren Niveau klagt, ist die Wahrscheinlichkeit recht hoch, dass auch er unter dem Gefühl drohenden Existenzverlustes leidet. Wir dürfen nicht vergessen, dass er ja auch hochpreisiger einkauft und lebt als Otto-Normalverdiener. Wenn er beispielsweise bislang über ein Monatseinkommen von 70.000,-- EUR verfügen konnte, und er nun mit 3000,-- EUR zurechtkommen muss, hat er nicht nur seinen hohen Lebensstandard verloren. Es mag auch sein, dass sich das Gefühl von Armut und Versagen in ihm breit macht. Hinzu gesellt sich dann gerne eine Verringerung von Selbstvertrauen und Selbstwertgefühl. Wenn er keine vergleichbare Position findet und über keine Ersparnisse (mehr) verfügt, wächst sich dieser Misserfolg leicht in eine Abwärtsspirale aus, die ebenso leicht in eine dauerhafte Depression münden kann.

Gleiches gilt natürlich auch für den Selbstständigen, der in die Pleite stürzt und sich plötzlich mit Hartz-IV begnügen muss. Wahrscheinlich die schwierigste Konstellation von allen. Vor allem dann, wenn er irgendwann damit liebäugelt wieder eine selbstständige Tätigkeit aufzunehmen.

ARMSEIN ist neben dem finanziellen Aspekt in erster Linie eine emotionale Angelegenheit und wandert natürlich in den Kopf und bestimmt unser Denken und Fühlen. Tragischer Weise bleibt es nicht beim Fühlen und Denken. Vielmehr ist es so, dass wir auch entsprechend handeln werden – auf kurz oder lang. Wenn dieses Lebensmodell nur lange genug andauert, strahlen wir auch Armut aus. ARMSEIN ist also nicht nur ein leeres Portemonnaie, sondern eine negative, auf Mangel ausgerichtete Geisteshaltung, basierend auf ungesunden Emotionen und den daraus resultierenden Gedanken, welche sich wiederum in Verhaltensmuster verfestigen. Ein Teufelskreislauf!

Wie gesagt, man wird nicht einfach so plötzlich arm. Wer nun plötzlich arbeitslos wird, ist deshalb längst nicht arm. Wohl aber ist es wahrscheinlich, dass dort die Angst vor Armut und weiterem Abstieg regiert. So dass, sollte dieses negative Gedankenkarussell nicht aufgehalten werden, die große Gefahr besteht, genau dort zu landen. Andererseits gibt es auch jene Menschen, die über ein regelmäßiges Einkommen verfügen und trotzdem arm sind. Sie tragen ein sogenanntes Armutsbewusstsein in sich und können in aller Regel nicht mit Geld umgehen, beziehungsweise haben nie Geld. Dafür aber immer bei irgendjemandem Schulden. An dieser Stelle geht es nicht darum festzustellen, wer nun ä r m e r ist. Vielmehr darum, Ähnlichkeiten und Zusammenhänge darzustellen, dass das eine zum anderen führen kann, oder ob alles nur Zufall ist. Ich persönlich halte es hier mit dem Seelenforscher C.G. Jung, der herausfand, dass das, was einem Menschen widerfährt, charakteristisch für ihn ist. (Bitte nicht zu verwechseln mit genetischer Veranlagung!) Weiter sagt er, dass sich hinter jedem Zufall eine Bereitschaft oder gar der geheime Wunsch verbirgt, dieses „Zufalls-Ereignis" anzuziehen. Ich nenne dies unser individuelles Glaubenssystem, das sich unabhängig von dem, was wir uns einreden oder zu wollen *glauben*, verwirklicht. Bei angenehmen „Zufällen" und Ereignissen, wie beispielsweise, ein Wunsch der sich plötzlich, ohne unser großes Zutun erfüllt, oder eine „plötzliche Glückssträhne", nehmen wir die Zusammenhänge gerne an. Selbstverständlich möchte kein Mensch gerne hören, dass er Pech und Unglück anzieht. Und doch darf man diese Verbindung nicht außerhalb unserer Person sehen. Aufgrund meiner Erfahrungen an mir selbst und mit meinen Klienten, gehe ich noch einen Schritt weiter: Wenn wir also wissen, dass wir ab morgen arm sein werden, gibt es dazu eine Geschichte. Meist ist es eine unschöne, lange zurückliegende Angelegenheit oder gleich mehrere. Das sind persönliche Geschichten. Erlebnisse, die alle ein ähnliches Muster aufweisen und sich wie ein roter Faden durch unser Leben ziehen, während sie unser Glaubenssystem formen. Falls Sie nun zu den Menschen gehören, die alles verloren haben, können Sie davon ausgehen, dass Sie schon seit längerem darauf zugesteuert sind. Und das, weil Sie irgendwann in der Vergangenheit g e l e r n t haben, nicht selten in der Kindheit, dass es für Sie besser oder gar richtig ist, dort zu sein, wo Sie jetzt sind. W i c h t i g ist anzuerkennen, dass Ihr Glaubenssystem Sie hierhin gebracht hat und nicht Ihr Charakter oder wie bereits erwähnt, die immer wieder gern genommenen Zufälle oder schlimmer noch, Ihre Gene. Das wirklich G u t e ist, dass Sie Ihr Glaubenssystem jederzeit verändern können. Jetzt, wo Sie unten gelandet sind, ist die beste Gelegenheit dazu. Alles andere ist Vergangenheit!

Es gibt Menschen, die unglaublich viel Geld verdienen, aber trotzdem letztlich keins haben, weil sie alles sofort wieder ausgeben: für Autos, überteuerte Einrichtungen, Designerkleidung, rauschende Feste und so weiter und so fort. Sie leben unbewusst im Mangel, - obwohl sie augenscheinlich alles haben, und kultivieren denselben, da sie ihre Einstellung nicht ändern. Die Gründe für ein solches Verhalten sind natürlich vielfältig und vor allem individuell.

Natürlich gibt es auch diejenigen unter uns, die erst gar kein Geld verdienen oder nur so wenig, dass sie nicht auf eigenen Beinen stehen können und auf Dauer von Unterstützung abhängig sind. Diese „Unterstützer können Menschen aus dem jeweiligen familiären Umfeld sein oder aber der Vater Staat mit Sozialhilfe oder andere „Retter." Auch hier kann ich nur empfehlen:

Machen Sie sich auf den Weg und arbeiten Sie sich heraus aus diesem Elend. Denn das dieser Status nicht lebenswert ist, steht wohl auch außer Frage. Ich weiß, dass es von diesem Standort aus nicht einfach ist. Und doch, es kann funktionieren, wenn Sie Ihren Lebenswillen mobilisieren! Dann sind zwar noch nicht gleich alle Probleme gelöst, aber es kann schon langsam aufwärts gehen.

Ich selbst habe sehr lange gebraucht, ehe ich wieder das sichere Gefühl in mir verspürte, für mich selbst erfolgreich sorgen zu *können*, also die Fähigkeit zu besitzen auf eigenen Beinen stehen können und es auch wirklich zu wollen. Natürlich wollte ich wieder selbst Geldverdienen, trotzdem gab es lange Zeit immer noch etwas in mir, was mich zurückhielt auf meinem Weg in die neue Selbstständigkeit und mir Angst machte – Angst ohne Hartz-IV zu leben. Erst später wurde mir bewusst, dass in mir auch eine Angst vor Erfolg ihr Werk tat.

Jemand, der in ein Angestelltenverhältnis geht, ist natürlich nicht so abhängig von seiner eigenen Kraft, da er im klassischen Sinne nichts aufzubauen braucht, sondern in bereits bestehende Strukturen eintritt. Deshalb ist ein solcher Schritt wohl zu überlegen.

Merke:
Die beste Gelegenheit, Ihr Glaubenssystem auf den Prüfstand zu stellen und zu verändern ist jetzt, wo kein Stein in Ihrem Leben mehr auf dem anderen steht!

---

7. Kapitel

Das 10-Schritte-Programm oder Wie es wieder aufwärts geht

Papier und Bleistift haben Sie zur Hand. Also auf zu den konkreten 10 Schritten. Übrigens ist es verständlich, wenn Sie zu Beginn keine rechte Lust haben alles aufzuschreiben. Dann schreiben Sie vorerst eben nur das Nötigste auf. Wenn Sie sich dann besser fühlen, wird Ihnen auch das Schreiben leichter fallen. Mithilfe Ihrer Aufzeichnungen wird es einfacher für Sie sein festzustellen, wo sich schon positive Veränderungen eingestellt haben, was sonst leicht irgendwo im Unbewussten versackt. Außerdem werden Sie, genau wie jeder andere, der tief stürzte, über alles froh sein, was Sie in Ihrer positiven Entwicklung stärkt. Dies könnte man Motivation nennen.

Was die Reihenfolge der 10 Schritte betrifft, so ist sie in der Bearbeitung nicht zwingend einzuhalten. Sie gibt lediglich eine sinnhafte Richtung vor. Aufgrund der Tatsache, dass die Arbeit mit diesem Ratgeber als Prozess über einen unbestimmten Zeitraum anzusehen ist, werden Sie beispielsweise mit Schritt 9, in dem es um Ihre Zukunftsplanung geht, wahrscheinlich häufiger arbeiten, als mit dem einen oder anderen. Was jedoch für alle Schritte gleichermaßen von Bedeutung ist, ist das Thema *Ruhe.*

Grundsätzlich kann man sich merken: Wenn Sie die 10 Schritte anschauen, werden Sie feststellen, dass vor jedem Schritt das Wort Ruhe geschrieben steht. Das ist kein Fehler, sondern Absicht. Diese Ruhe hat nichts damit zu tun, dass Sie irgendwo, irgendwie oder mit irgendjemandem abhängen oder neudeutsch chillen sollen, weil Sie ja jetzt Zeit ohne Ende haben. Weder in einer Kneipe, vor der Glotze noch am PC. Es geht auch nicht darum, nicht zu arbeiten oder ähnliches. Vielmehr möchte ich eindringlich an Sie appellieren, sich selbst täglich in die Ruhe zu bringen. Sie kennen die Aussage: *„In der Ruhe liegt die Kraft."* Eigentlich ist dem nichts weiter hinzuzufügen. Aber eben nur eigentlich. Das Problem ist leider, dass die meisten von uns nicht einfach so in der Lage sind, zur Ruhe zu kommen, geschweige denn in einer Lebenssituation, die wir als unseren persönlichen Super-Gau erleben. Vielleicht kennen Sie Gefühle wie: Ruhe brauchen, nichts mehr hören und sehen wollen, sich unruhig oder getrieben fühlen, nicht zur Ruhe kommen oder, oder, oder… Wenn wir in derartigen Gefühlen gefangen sind, werden Handlungen, wie beispielsweise das Schreiben zahlloser aber wenig zielgerichteter Bewerbungen, sowie übertriebener Aktionismus, keine positiven Ergebnisse zeitigen. Das funktioniert vielleicht kurzfristig, der Erfolg wird aber in aller Regel nicht anhalten, falls er überhaupt in greifbare Nähe rückt. Jedenfalls dann nicht, wenn Sie ganz unten sind. Eher ist das Gegenteil der Fall. Die Frustration wächst und das wiederum zieht neue Misserfolge nach sich. Deshalb empfehle ich Ihnen die folgende Übung, deren Vorgehensweise ich hier konkret beschreibe, damit Sie sie leicht und so oft Ihnen danach ist, durchführen können.

Ruhe-Übung:

Nehmen Sie sich für diese Übung ca. 20 - 30 Minuten Zeit. Tragen Sie für diese Übung bequeme Kleidung; einen Jogging-Anzug oder ähnliches. Dann sorgen Sie dafür, dass Sie vollkommen ungestört sind und keinerlei Nebengeräusche Sie ablenken. Dazu gehören auch Fernsehen, CD-Player, Telefon oder andere Medien. Sie legen oder setzen sich bequem hin; so locker es Ihnen möglich ist. Bringen Sie sich in eine Position, in der Ihr Kopf hinten gestützt ist. Schlagen Sie nun Ihre Beine und Füße <u>nicht</u> übereinander. Anschließend legen Sie jeweils eine Hand flach auf die Stirn und die andere Hand großflächig flach auf den oberen Bereich des Hinterkopfes. Belassen Sie sie dort während der gesamten Sitzung. Falls Ihnen währenddessen die Arme schwer werden, wechseln Sie einfach die Handstellung. Nun schließen Sie die Augen und atmen normal weiter. Achten Sie darauf, langsam auszuatmen. Beim Ausatmen denken Sie das Wort – RUHE. **Wichtig:** Atmen Sie länger aus als ein! Denken Sie immer wieder das Wort RUHE beim Ausatmen. Es spielt keine Rolle wie oft. Vielleicht genügt es Ihnen, dass Sie es einmal oder dreimal langsam wiederholen, während Sie ausatmen. Es kann aber ebenso gut sein, dass Sie es zehnmal oder öfter in Gedanken sagen müssen, ehe Sie das Gefühl haben, es tut sich was. Ein Gefühl, dass

---

sich Ruhe in Ihrem Körper und Ihrem Geist ausbreitet. Diese Prozedur wiederholen Sie, bis langsam Ruhe in Ihr Inneres einkehrt. Fühlen Sie die Ruhe. Erwarten Sie nichts! Ein gutes Zeichen ist, wenn sich Ihr Kopf leer anfühlt; Ihre Denkmaschine eine Pause eingelegt hat. Sie fühlen, wenn es genug ist. Vielleicht machen Sie dann ein kurzes erholsames Nickerchen, gehen an die nächsten Schritte oder kehren an Ihre Alltagsaufgaben zurück.

Bei dieser Übung ist zu Beginn ein klein wenig gefühlte Ruhe schon ein großer Fortschritt!

Anfangs, wenn Sie noch zu aufgewühlt oder zu unruhig sind, um sich genau an die beschriebene Übung zu halten, kann es hilfreich sein, einfach nur still zu liegen, die Hände flach auf Stirn- und Hinterkopf zu legen und ruhig zu atmen, indem Sie länger aus als einatmen. Und das Ganze langsam!

Diese Übung hilft, den quirligen Geist zur Ruhe zu bringen. Auf diese Weise können neue und gesündere Emotionen und Gedanken ans Licht kommen. Man muss wissen, dass jeder von uns alle notwendigen Informationen in sich trägt, um seine Probleme zu lösen. In diesen elenden Stresssituationen funktioniert unser Supercomputer Gehirn aufgrund mangelhafter Blut- und Sauerstoffzufuhr leider nicht optimal. Durch das Halten von Stirn und Hinterkopf regen wir manuell diese Zufuhr wieder an und schwupp arbeitet unser Supercomputer wieder. Regelmäßig angewendet, verbessern wir stufenweise unseren Gesundheitszustand. Im Laufe der Zeit und zahlreichen aufgelösten Blockaden

können wir immer mehr Probleme lösen, die uns vorher als unlösbar erschienen.

So gelingt es:

Sie müssen nichts! Hängen Sie ruhig wie ein schlaffer Sack in den
Kissen und lassen jeden verdammten Muskel einfach los. Sie sind
allein und müssen nichts tun und nichts leisten! Wenn Ihnen bei
dieser Übung plötzlich wohler ist, das Wort - NICHTS - beim Ausatmen zu wiederholen, ist das auch gut. Das zeigt Ihnen, dass Sie
zurzeit nichts wollen, weil Sie mit Ihrem gesamten Leben und
dem, was sich darin abgespielt hat, überfordert sind. Lassen Sie
es einfach zu. Ihr Innerstes lehrt Sie, was es braucht, um zu regenerieren.

Diese Übung eignet sich auch hervorragend zum abendlichen
Einschlafen. Auch heute noch wende ich diese Übung immer
dann an, wenn ich das Gefühl habe Ruhe zu brauchen oder aufgewühlt bin. Ich mache dann alles genau wie oben beschrieben.
In Gedanken sage ich dann aber: Ich brauche Ruhe. Im Laufe der
Sitzung wird aus dem „Brauchen" einfach Ruhe und ich schlafe
ein. Übrigens führe ich alle stressauflösenden Übungen im Liegen durch. Es ist einfacher, strengt mich weniger an und sorgt
zudem für Entspannung.

Wenn wir so weit sind, innere Ruhe zu empfinden, ist Gelassenheit in greifbare Nähe gerückt. Zumindest in diesen Augenblicken ist der Stress verringert oder gar fort und wir sind imstande wieder ein Licht am Ende des Tunnels zu sehen, das auf jeden Fall dort ist. Wir fühlen uns besser und besser. Somit ist die erste Hürde genommen, uns aus dem Sumpf wieder nach oben zu bewegen. Lassen Sie sich nicht entmutigen, wenn es nicht sofort klappt oder hält, denn vermutlich gibt es in Ihrem Lebensverlauf eine Menge Dinge, die Sie Ihre innere Ruhe gekostet haben. Dies ist auch der Grund, warum bei jedem der 10 Schritte zuerst das Wort „Ruhe" steht. Außerdem empfehle ich Ihnen, dass Sie die Ruheübung machen, bevor Sie sich an die Arbeit mit den einzelnen 10 Schritten machen. Diese Übung verschafft Ihnen Erleichterung und Wohlgefühl. Machen Sie diese Übung einfach täglich oder sogar mehrmals täglich. Sie kostet Sie vielleicht 20 bis 30 Minuten, falls Sie nicht einschlafen. Aber mal ehrlich: Wenn Sie Ihren persönlichen Super-Gau erlebt haben und unter anderem von Existenzängsten geschüttelt werden, schlafen Sie wahrscheinlich sowieso zu wenig.

Schritt 1
Ruhe – Und Rückzug

Also, die Ruheübung haben Sie bereits absolviert. Gut! Dann auf zum Thema Rückzug. In diesem ersten Schritt geht es darum, sich für eine Weile vollständig aus Ihrem bisherigen Leben zurückzuziehen! Dazu ist es nicht notwendig sich auszuquartieren, die Familie zu evakuieren oder gar zu verbannen. Was Sie benötigen ist: Ruhe, Ruhe und nochmals Ruhe und *keinerlei* Ablenkung von außen. Sie brauchen Zeit für sich selbst und Sie sollten sich weder von Freunden noch durch die Familie ablenken lassen. Es geht hier ausschließlich um Sie, Ihre Gesundheit und natürlich Ihre Zukunft! Wenn Sie von Ihrer persönlichen Karriere- oder Lebensleiter gestürzt und unten unsanft aufgeknallt sind, dann haben Sie allen Grund Ihre Wunden zu lecken. Haben Sie keine Hemmungen sich selbst zu bemitleiden. Das dürfen Sie ruhig eine Zeitlang tun. Sie sind es wert, sich um sich selbst zu kümmern! Jetzt ist der richtige Zeitpunkt für eine gehörige Portion Eigenliebe.

Es wird Ihnen helfen viel und ausgiebig zu schlafen. Also, gönnen Sie sich den Schlaf, der Ihnen nicht zuletzt auch hilft zu regenerieren. Und verpassen werden Sie in Ihrer jetzigen Lebenssituation auch nichts (feststehende Termine, wie beispielsweise Bewerbungsgespräche, natürlich ausgenommen). Gehen Sie deshalb am besten abends mit den Hühnern zu Bett, auch dann, wenn die Menschen in Ihrem Umfeld Nachteulen sind. Es ist auch nicht schlimm, wenn Sie zeitweise tagsüber im Bett bleiben. Sind Sie familiär stark eingebunden, beispielsweise wenn Sie Kinder haben oder alleinerziehend sind, so legen Sie sich um Ihre „Pflichtzeiten" herum sofort wieder ins Bett. Ich selbst habe das genauso praktiziert. Nachts wachte ich regelmäßig auf und fand nicht eher Schlaf, bis ich mich dem jeweiligen aktuellen

Problem stellte – und davon gab es reichlich. Falls Sie Ein- oder Durchschlafprobleme haben, suchen Sie einen Arzt oder Heilpraktiker Ihres Vertrauens auf, der Ihnen hilft, bis Sie wieder gelernt haben ein- oder durchzuschlafen. Je mehr Probleme Sie anschauen und lösen, desto besser können Sie auch wieder schlafen. Erliegen Sie nicht dem Irrtum, dass Sie Ihre Probleme auf Dauer erfolgreich verdrängen können, ohne einen Preis dafür zahlen zu müssen. Je eher Sie beginnen Ihren Problemen auf den Grund zu gehen, desto besser. Wie empfohlen, ruhen Sie sich aus und kümmern Sie sich um Ihre ungesunden krankmachenden Emotionen. Lassen Sie sich nicht verrückt machen, dass Sie schneller wieder auf den Beinen sein müssen, wenn Sie eine Bauchlandung vollführt haben. Und machen Sie sich vor allem nicht selbst verrückt, weil es nicht schnell genug geht mit dem neuen Job. Damit bewirken Sie nur das Gegenteil. Heilung braucht auch Zeit!

Vermeiden sollten Sie unbedingt „Fernseh- und PC-Orgien", womit Sie sich die Nächte um die Ohren schlagen, bis Sie viereckige Augen haben. Stopfen Sie Ihren Kopf auch nicht voll mit Katastrophenmeldungen, steigenden Arbeitslosenquoten und Mitteilungen jeglicher Art zu unterschiedlichsten Krankheiten. Grundsätzlich sind dies ja wichtige Informationen, jedoch in einem desolaten Gesundheitszustand sind Sendungen dieser Art alles andere als gesundheitsfördernd. Sie wirken negativ auf Ihre sowieso schon angeknackste Psyche. Helfen Sie Ihrem Geist zur Ruhe zu kommen und zu entspannen. Es nützt Ihnen gar nichts sich noch zusätzliche Sorgen zu machen. Ein Mensch, der derart tief gestürzt ist, neigt dazu die Welt und dann auch sich selbst in den schwärzesten Farben zu malen. Jedes zusätzliche negative Ereignis macht sich in Ihrem Unterbewusstsein breit und zieht Sie noch weiter runter. Tun Sie sich selbst einen Gefallen und unterlassen Sie das. Sie haben genug mit sich selbst zu tun. Zwingen Sie sich dazu bei sich selbst zu bleiben. Damit haben Sie alle Hände voll zu tun. Das kann nicht oft genug betont werden. Wenn Sie es schon schaffen bei sich selbst zu bleiben, beständig zur Ruhe zu kommen und schrittweise entspannter zu werden, haben Sie für Ihre Gesundheit schon Meilensteine gelegt. Meilensteine, die das Fundament für Ihren (neuen) Erfolg bilden.

An dieser Stelle möchte ich näher auf das Thema *Entspannung* eingehen. Wenn Sie krank, unfreiwillig arbeitslos oder gar Hartz-IV-Empfänger geworden sind, ist es höchstwahrscheinlich mit Ihrer Entspannung nicht weit her. Das Gegenteil wird der Fall sein. Anspannung. Tun Sie was Ihnen möglich ist, um aus dem Zustand der Anspannung in die Entspannung zu gelangen. Anspannung bedeutet ebenso wie ein Nichtentspanntsein, Stress für den gesamten Organismus. Grundsätzlich gehört Spannung und Entspannung zum Leben und Erleben eines jeden Menschen. Wir können nicht nur entspannt sein! In Ihrer Lebenssituation haben Sie jedoch „*verlernt*" aus der Anspannung zurück in die Entspannung zu kommen, was Sie leicht wie einen Hamster im Rad laufen lässt. Körperliche Symptome können hier unter anderem Verkrampfungen, Druck und Schmerzen in der Brustgegend, Zähneknirschen, Atemprobleme, häufig geballte Fäuste, übermäßiges Schwitzen, Haarausfall, Steifheit in den Gliedern, Enge in Denken und Handeln, Unruhe, übermäßiger Aktionismus, sowie die für solche Lebenssituationen typische Angst sein.

Es gibt zahlreiche Möglichkeiten und Angebote Entspannung zu erlangen. Es gibt Kurse, die Sie kostengünstig belegen können. Und in öffentlichen Bibliotheken stehen Ihnen (kostenlose) Medien zur Verfügung, die Sie ausleihen können, mit deren Hilfe Sie sich alleine und so oft Sie wollen in die Entspannung bringen können. Wie gesagt, das Angebot ist vielfältig und es findet sich für jedermann etwas. Ich persönlich habe mich nach dem Ausprobieren diverser Methoden auf meine Technik eingeschworen, da sie mir als die beste erscheint. Für mich der Königsweg. Dazu wenden Sie die oben erklärte Ruhe-Übung an. Einziger Unterschied ist der Austausch des Wortes Ruhe mit dem Wort Anspannung, beziehungsweise Entspannung.

Merke:
Wenn Sie die Entspannungs-Übung durchführen, fühlen Sie vorher genau in sich hinein, ob Sie angespannt, nicht entspannt sind oder das Gefühl haben, Entspannung zu benötigen. Je besser Sie das für sich herausfinden und benennen können, desto größer ist der Erfolg der Übung. Reden Sie sich nicht ein, dass Sie entspannt sind, wenn Sie es nicht sind. Das ist viel zu anstrengend für Sie! Diese Übung soll Sie nicht belasten, sondern Ihnen Entlastung bringen.

ENTSPANNUNGS-ÜBUNG:

Nehmen Sie sich für diese Übung ca. 30 Minuten Zeit. Tragen Sie bequeme Kleidung, einen Jogging-Anzug oder ähnliches; jedenfalls nichts, was Sie in irgendeiner Weise einengt. Dann sorgen Sie dafür, dass Sie vollkommen ungestört sind und keinerlei Nebengeräusche Sie ablenken. Dazu gehören auch Fernsehen, CD-Player, Telefon oder ähnliche Medien. Sie legen oder setzen sich bequem hin; so locker es Ihnen möglich ist. Bringen Sie sich in eine Position, in der Ihr Kopf hinten gestützt ist. Schlagen Sie nun Ihre Beine und Füße <u>nicht</u> übereinander. Anschließend legen Sie jeweils eine Hand flach auf die Stirn und eine Hand flach auf den oberen Bereich Ihres Hinterkopfes. Belassen Sie sie dort während der gesamten Sitzung. Falls Ihnen währenddessen die Arme schwer werden, wechseln Sie einfach die Handstellung. Nun schließen Sie die Augen und atmen normal weiter. Achten Sie darauf, langsam auszuatmen. **Wichtig:** Atmen Sie länger aus als ein! Beim Ausatmen denken Sie das Wort – ENTSPANNEN -. Denken Sie immer wieder das Wort - ENTSPANNEN - Es spielt keine Rolle wie oft. Vielleicht genügt es Ihnen, dass Sie es einmal oder dreimal langsam wiederholen, während Sie ausatmen. Es kann aber ebenso gut sein, dass Sie es zehnmal oder öfter in Gedanken sagen müssen, ehe Sie das Gefühl haben, es tut sich was. Ein Gefühl, dass sich Entspannung in Ihrem Körper ausbreitet. So bleiben Sie eine Weile liegen, wobei Sie nach mehrmaligem Wiederholen des Wortes - ENTSPANNEN - und gleichmäßigem Weiteratmen ein Päuschen einlegen.

Diese Prozedur wiederholen Sie, bis langsam Entspannung in Ihr Inneres einkehrt. Dabei ist schon ein klein wenig ENTSPANNUNG ein großer Fortschritt!

Sie fühlen, wenn es genug ist. Vielleicht machen Sie dann ein kurzes erholsames Nickerchen, gehen an die nächsten Schritte oder kehren an Ihre Alltagsaufgaben zurück.

So gelingt es:

Sie müssen nichts! Hängen Sie ruhig wie ein schlaffer Sack in den Kissen und lassen jeden verdammten Muskel einfach los. Sie sind allein und müssen nichts tun und nichts leisten! Wenn Ihnen bei dieser Übung plötzlich wohler ist, das Wort „NICHTS" beim Ausatmen zu wiederholen, ist das auch gut. Das zeigt Ihnen, dass Sie zurzeit nichts wollen, weil Sie mit Ihrem gesamten Leben und dem, was sich darin abgespielt hat, überfordert sind. Lassen Sie es einfach zu. Ihr Innerstes lehrt Sie, was es braucht, um zu regenerieren. Bei regelmäßigem Üben werden Sie irgendwann spüren, was gerade das Richtige für Sie ist. Benötigen Sie gerade Ruhe oder Entspannung. Vertrauen Sie auf Ihr Gefühl.

Auch diese Übung eignet sich hervorragend zum abendlichen Einschlafen.

Wenn Sie während einer Übung beispielsweise das Gefühl haben, angespannt zu sein, sagen Sie sich, während Sie Stirn und

Hinterhaupt halten, in Gedanken während des Ausatmens, einfach das Wort *„Angespannt"* oder *„Ich bin angespannt."* Je nachdem, was sich für Sie richtiger anfühlt. Im Laufe dieser Übung erlauben Sie sich die Frage*: „Wer oder was macht mich so angespannt?"* Halten Sie, wie beschrieben, weiterhin Ihre Hände an Stirn und Hinterkopf und erwarten, dass sich Antworten einstellen. Sie kommen. Arbeiten Sie mit den Antworten weiter. Mit den Erkenntnissen stellen sich Lösungen der Anspannung, beziehungsweise Lösungsansätze und den damit verbundenen Handlungsimpulsen ein.

Merke:
Es ist sehr wahrscheinlich, dass es diverse Ursachen für Ihre Anspannungen gibt. Diese gilt es dann auch auf die oben beschriebene Weise einzeln aufzulösen!

Die oben erläuterte Entspannungsübung können Sie ebenso häufig machen, wie die Ruhe-Übung, also so oft Sie mögen. Wichtig ist allein, dass es Ihnen danach besser geht und Sie immer leichter in die Handlungsfähigkeit gelangen, mit dem Ziel wieder aktiv am Leben teilnehmen zu können.

Meine Erfahrungen als Coach, sowie meine persönliche Betroffenheit lehrten mich, dass die Wirkungsweise einfacher Entspannungsübungen, wenn man sich auf den *Ziel*gedanken – Ich bin entspannt- konzentriert, eingeschränkt ist. Besser ist es zuerst das zu akzeptieren, was ist. Einfach ausgedrückt: Sie können sich noch so häufig den Zielsatz: „Ich bin entspannt" aufsagen, wenn in Ihrem Innern Anspannung tobt. Günstigstenfalls wird sie für eine Weile überdeckt. Sie ist jedoch immer noch da und will gelöst werden, beziehungsweise das Thema, das damit verbunden ist! Eine Auseinandersetzung mit Fragen wie: *„Was spannt mich an?", „Was belastet mich?",* können hier Erleichterung bringen. Ich empfehle, die Hände in der sog. „Stirn-Hinterhaupt-Haltung" zu belassen, wenn Sie in Ihre Fragenwelt einsteigen.

In dieser Zeit, in der Sie immer mehr lernen auf sich selbst zu aufzupassen, fühlen Sie auch immer deutlicher, wonach Ihnen ist. Vertrauen Sie diesem Gefühl, solange es nicht zerstörerisch ist. Wenn Sie also lesen möchten, lesen Sie erbauliche Texte und was Ihnen sonst gefällt. Haben Sie keine Angst davor, gar nichts zu lesen, zu tun oder zu hören. Leben Sie mit der Stille, dann werden Sie auch Ihr Inneres gewahr. Heutzutage sind viele Menschen ständig aufgedreht, weil andauernd irgendwelche Handys bimmeln, oder sie sich dauerhaft von Musik, PC und Fernsehen berieseln lassen. Hier lohnt die Nachfrage: *„Kann es sein, dass ich es mit mir alleine nicht aushalte?"* Bei einem Ja, muss hier ganz eindeutig die Frage nach dem „WARUM" kommen. Die Weggabelungen, an denen wir falsch abbiegen, kommen schon recht früh in unser Leben. Das permanente Ablenken durch Menschen, Technik, Partys und Co., hilft lediglich dabei uns noch weiter zu verstricken, bis wir irgendwann gar nichts mehr spüren. Die Probleme schwelen jedoch trotzdem wie eine Glut im Untergrund weiter. Deshalb ist es wirklich wichtig häufiger als gewohnt einfach alles Äußere abzustellen, damit wir uns selbst überhaupt wieder hören können! Das ist nicht einfach, ich weiß. Die Stille wird Ihnen aber gewiss helfen, sich selbst neu zu entdecken. Vielleicht gehen Sie einmal in die Natur und lauschen an einem einsamen Plätzchen. Wenn Sie den Eindruck gewinnen: *„Wie Sie hören, hören Sie nichts"*, sind Sie auf dem richtigen Weg. Wenn Sie die Stille im Außen hören, kann die Stille auch den Weg in Ihr Inneres nehmen und ihre gesundheitsfördernde Wirkung entfalten. Vielleicht bedenken Sie: Wenn man doch schon mal unten angekommen ist, so ist doch genau jetzt die beste Gelegenheit, Ihrer eigenen inneren Stimme zu lauschen nicht wahr? Sie brauchen auf nichts anderes mehr zu warten, was Sie an schubst, damit Sie zu sich selbst finden. Ihre innere Stimme, Ihre Instinkte haben immer Recht, wenn es um Ihr Leben geht. Diese Einstellung hilft Ihnen dabei Vertrauen in genau diese Fähigkeiten zu entwickeln.

Wahrscheinlich ist es schwierig für Sie diesen Weg zu gehen, weil Ihr Innerstes aufgepeitscht ist und Sie sich Sorgen machen. Gedanken wie: *„Ich muss einen neuen Job finden, arbeiten, Geld verdienen, um alles bezahlen zu können oder wieder richtig leben zu können"*, werden wohl Ihre ständigen Begleiter sein. All das ist verständlich! Dennoch, hüten Sie sich davor, die elfundneunzigste Bewerbung zu schreiben, die ins Nichts führt. Auf diese Weise bekommen Sie nur neuen Frust, der Ihnen noch zusätzliche Gefühle von Misserfolg bescheren wird. Ich kann Ihnen versichern, dass sich dies in jedem Bewerbungsschreiben wiederspiegeln, und somit Ihre Chancen auf einen neuen glückbringenden Job verringern wird. Wenn Sie am Punkt Hartz-IV angekommen sein sollten, müssen Sie sich vor Augen halten, dass Sie dort sind, weil Sie mit Ihrem Lebensmodell gescheitert sind. Ansonsten wären Sie in der Lage auf eigenen Beinen zu stehen.

Aus meiner Sicht gibt es nur eine Ausnahme, die es richtig erscheinen lässt, sofort neue Bewerbungen loszuschicken. Nämlich dann, wenn Sie genau wissen, wirklich ganz genau wissen, was Sie in Zukunft tun wollen und Ihre Gesundheit keinen Knacks hat. Das ist jedoch bei einem Totalverlust, der Hartz-IV nach sich zieht, eher unwahrscheinlich.

Ich empfehle Ihnen, sich mehrmals am Tag folgende Frage zu stellen: Was möchte ich *jetzt*? Und dann tun Sie genau das. Egal, worum es sich handelt. An dieser Stelle möchte ich anmerken, dass es hier nicht darum geht, etwas Großartiges zu tun, wie etwa den Mount Everest zu besteigen. Erwarten Sie nicht zu viel von sich. Es mag sein, dass Sie gerne gärtnern, etwas basteln, bauen, backen oder kochen wollen. Genauso gut kann es sein, dass Ihnen nichts einfällt, zumindest zu Beginn. Dass Ihnen einfach nach nichts ist. Auch das ist in Ordnung! Tun Sie einfach nichts! Und vor allem: Genießen Sie es ohne Schuldgefühle! Dieses Vorgehen gibt Ihnen Kraft und wieder Freude. In kleinen Schritten wird es besser und besser. Daraus erwächst schließlich auch wieder Hoffnung. Hoffnung auf ein normales Leben. In diesen neuen kleinen Schritten der Freude liegt auch der Samen dafür, die Vergangenheit hinter sich zu lassen – Frieden zu finden. Frieden damit zu schließen, alles verloren zu haben: Menschen, Geld, Beruf und Sachen. Ich sage hier ganz bewusst Sachen. Ein Teil dessen, was Sie verloren, waren nur Sachen! Auch wenn Sie Wertsachen erbten, die für Sie von großer emotionaler Bedeutung waren, weil sie sich vielleicht seit Generationen in

Familienbesitz befanden, wie beispielsweise Immobilien, Schmuck oder Kunstgegenstände, waren es nichts weiter als Sachen, die Sie verloren!!!!! Ein solch emotionales Gedusel bringt Sie keinen Schritt weiter. Das einzige, was es Ihnen einbringt, sind Schuldgefühle und andere belastende Emotionen, die Sie noch mehr in den Keller ziehen. Es sind lediglich Sachen, die für Sie wahrscheinlich ausgedient haben, - ansonsten wären sie noch Ihr Eigentum. Vielleicht hilft Ihnen in diesem Zusammenhang die Einstellung, dass diese Dinge möglicherweise ursprünglich auch für den Notfall angeschafft worden waren. Und dieser Notfall ist nun eingetreten.

Am besten finden Sie sich jetzt sofort – also stehenden Fußes damit ab, dass Sie zurzeit nichts mehr oder sehr viel weniger haben. Das ist Ihr derzeitiger Status-Quo! Das Positive daran: Sie können *jetzt* mit einer blitzblank polierten „Lebens-Platte" schrittweise in ein neues Leben gehen.

Wenn in einem Leben alles zerstört ist, wie es auch bei mir der Fall war, macht es durchaus Sinn, mit allem erst einmal aufzuhören. Ich persönlich halte es mittlerweile sogar für falsch, das in tausende Teile zerbrochene Lebens-Mosaik wieder genauso zusammenzusetzen wie es vor dem Super-Gau war. Ich selbst hatte mein Leben Jahre zuvor, nach einer nicht vollkommen auskurierten Krankheit, schon einmal wieder so zusammengesetzt, wie es ursprünglich war. Ich nahm mir einfach keine Zeit, mit meinem Innersten in einen Dialog zu treten. Wohl aus lauter unbewusster Angst, dass etwas in mir hochkommen könnte, was mich vollkommen aus der Bahn werfen würde und ich schlussendlich etwas anderes mit meinem Leben würde tun wollen. Allerdings hätte ich damals nicht beschreiben können was dies hätte sein können. Was ich wusste, war: Ich muss dringend wieder auf die Füße kommen. Ich muss sofort wieder Geld verdienen, damit ich mich und mein Kind versorgen kann, um nicht unter irgendeiner Brücke Quartier beziehen zu müssen. So knüppelte ich also meinen desolaten Gesundheitszustand nieder und machte mich daran, meine Trainings und Coachings neu zu konzeptionieren und entsprechend zu vermarkten. Erfolgreich, wie ich sagen darf. Jedoch konnte ich nach wenigen Jahren weder Gesundheit noch Glück vorweisen. Stattdessen quoll mein Lebens-Sack über. Und zwar von negativen Gefühlen und Krankheiten ohne Ende, die mir, wie ich ja bereits erzählte, schlussendlich den völligen Garaus bereiteten. Ein Garaus, der mich zwang, mich zuerst selbst zu heilen, bevor ich mich wieder unter die Menschen mischen konnte um meinen Beruf auszuüben .

Es mag gut sein, dass es für Sie Sinn macht, sich ganz oder teilweise von Ihrem sozialen Umfeld zurückzuziehen. Dies ist ein schwerer Schritt, weil Freunde, Bekannte und auch Familienangehörige am liebsten alles beim Alten belassen. Menschen, die Sie mögen und respektieren, werden dafür Verständnis aufbringen. Sollten Sie in der Vergangenheit finanziell gut aufgestellt gewesen sein und dann alles verloren haben, ist es wahrscheinlich, dass Sie fortan mehr Zeit mit sich alleine verbringen werden, da bekanntermaßen bestimmte „Freunde" situationsbedingt das Weite suchen. Seien Sie froh, dass Sie diese Bagage los sind! Bei diesem Schritt geht es nicht grundsätzlich darum, das bisherige Umfeld zu verlassen. Vielmehr dient es dazu, sich

Raum und Zeit zu verschaffen für die notwendige Ruhe und Innenschau, da ja unbestritten ist, dass eine Menge schiefgelaufen sein muss in Ihrem Leben, sonst wäre es nicht soweit gekommen. Selbstverständlich ist es Ihre Entscheidung, wann Sie sich um Ihr Leben kümmern. Manche Menschen brauchen es ganz dicke. Ich gehörte leider zu dieser Sorte Mensch und musste auch die Folgen tragen.

Schritt 2
Ruhe – Und Beziehungen überprüfen

Meiden Sie Beziehungen, die Ihnen nicht guttun!!! Das ist der klarste und einfachste Rat, der in diesem Zusammenhang zu geben ist. Es ist auch nichts Neues. Das ist mir, ebenso wie Ihnen, bewusst. Leider lösen sich nicht alle belastenden Beziehungen in unserem Leben von selbst auf. Warum also geschieht es trotz besseren Wissens, dass wir uns mit Menschen, die uns nicht guttun, schlechtesten Falls schaden, abgeben? Warum halten wir Beziehungen zu Geschäftspartnern, Freunden und Partnern aufrecht, die uns belasten? Warum tun wir alles dafür, dass diese kranken Beziehungen Bestand haben? Ich sag es Ihnen. Wir bemerken es nicht mehr. Im zarten Kindesalter hatten wir noch sehr gute Antennen für das Richtige und das Falsche. Kinder spielen einfach nicht mehr mit Kindern, die ihnen nicht guttun. Sie wenden sich in der Regel auf ganz natürliche Weise anderen Kindern zu. Als Erwachsene haben wir leider häufig das Gefühl einen Status aufrechterhalten zu müssen, damit wir etwas, das uns in Wahrheit glücklicher machen würde, nicht sehen, nicht hören oder tun. Würde dies doch eine (gewaltige) Veränderung unseres derzeitigen Lebens bedeuten, von der wir nicht wissen, wohin sie uns führen wird. Oftmals sind wir so gefangen, dass wir nicht bemerken, dass wir die falschen Menschen anziehen. Wir haben etwas an uns, sei es unser Verhalten oder unsere Ausstrahlung - wahrscheinlich beides -, dass solche Menschen ähnlich einem Magneten anzieht. Und warum ziehen wir Menschen dieser Art an? Sie ahnen es bereits: Weil wir etwas zu lernen, beziehungsweise (alte) Probleme zu lösen haben. Auf irgendeine Art und Weise halten diese Menschen uns Spiegel vor. Und leider, leider sind wir *nur* Menschen und keine Maschinen. Meist sind wir erst dann bereit etwas zu verändern, nachdem wir Leid erfahren haben. Aber was bitte sollen wir hier lernen?

Wesentliche Merkmale für persönliches Wachstum sind Selbstwert und Selbstachtung – beide unabdingbar für ein gesundes, glückliches und schlussendlich erfolgreiches Leben. Mit beiden ist es wohl nicht weit her, wenn wir uns ständig unterbuttern lassen, verbiegen oder uns kleinmachen, nur um einen fragwürdigen Beziehungsstatus aufrechtzuerhalten - und nicht die Person zu sein, die wir in Wahrheit sind. Wenn dieser Zustand nur lange genug andauert, sind wir so verstrickt in unseren negativen Beziehungen, dass wir es nicht einmal mehr wissen. Dass ein solches Verhalten unseren Selbstwert und unsere Selbstachtung verringern, ist wohl selbstverständlich.

Ein beliebtes Modell zur Erläuterung ist die Opfer- und Retter-Rolle, die Ihnen wahrscheinlich bekannt ist. Der Vollständigkeit halber eine kurze einfach gehaltene Erklärung. Klar ist auf jeden Fall, dass der vermeintliche Retter ebenso ein Opfer ist, wie das Opfer selbst. Denn nur das, beziehungsweise die von ihm erretteten Opfer halten das für ihn gültige Glaubenssystem in Gang. Das da heißt: Der Retter zieht seinen Wert aus seinem „Dienst" am Opfer (gebraucht zu werden). Fehlt das Opfer, fällt der Wert, beziehungsweise die Daseinsberechtigung weg, oder verringert sich. Die Ausübung der Retter-Tätigkeit hilft dem Retter dabei, sich seinen fehlenden Selbstwert mit den dazugehörenden Folgen nicht anzuschauen. Beziehungen jedweder Art zerbrechen nicht selten, wenn einer von beiden seinen Status verändert. Sei es, dass aus dem Opfer ein Täter wird, beziehungsweise dass der Retter niemanden mehr retten, sondern leben will. Für beide Personengruppen bedeutet eine solche Veränderung eine Wachstumschance für die eigene Lebensqualität, auch wenn es in aller Regel schwerfällt, das sofort zu erkennen und zu begreifen. Schlussendlich ist es ein Geschenk, wenn sich zwei Menschen dauerhaft auf Augenhöhe mit Respekt und Achtung begegnen können, sodass niemand schlechte Gefühle herunterschlucken muss. Es ist besser einen deftigen Streit auszutragen, als dass ständig einer von beiden klein beigibt und Zugeständnisse macht, die er in Wahrheit nicht machen möchte; wobei Schritt für Schritt der eigene Selbstwert leidet. Fälschlicherweise wird ein solches Verhalten häufig mit der Tatsache verwechselt, dass man in jeder Beziehung auch Kompromisse eingehen muss. Mit Kompromissbereitschaft hat das nichts zu tun. Stattdessen wird eine Opferrolle gelebt. Dass dies nicht erstrebenswert ist, liegt wohl auf der Hand.

Aus meiner persönlichen Erfahrung kann ich das Folgende sagen: Das Begreifen, dass ich in der Vergangenheit gerne Retterin war, war nur ein erster Schritt in meinem Genesungsprozess und diesen tat ich schon vor vielen Jahren. Ein Nebeneffekt bei der Problemlösung war, dass ich mit zahlreichen sogenannten Freundschaften aufräumte und diese so *wertvollen Beziehungen* sich irgendwie von selbst verflüchtigten. Das war gut. Also musste es ja noch etwas anderes geben, was ganz und gar nicht in Ordnung war. Sonst wäre ich ja wieder wohlauf gewesen, nicht wahr?

Ich wollte zu sehr gefallen, gewollt, ja, geliebt werden. So wird man leicht selbst zum Opfer. Wie man sich vorstellen kann, rutscht man in Krisenzeiten noch tiefer in diese Rolle, unbewusst versteht sich.

Ich selbst investierte in eine Liebe so viel, dass nichts mehr von mir übrig blieb. Dies veranstaltete ich über Jahre hinweg, ohne zu merken, was ich da tat. Ich wollte nicht sehen, dass ich in eine Rolle geschlüpft war, die mich immer kleiner werden ließ und mir in Wahrheit nicht entsprach. Es ist nicht so, dass der Mann, den ich sehr liebte und der mir wichtiger war als mein Leben, mir aktiv irgendetwas angetan hätte. Nein, keinesfalls! Es war eher sein Nichtstun, das mich mehr und mehr belastete. Je weniger er tat, desto mehr dachte ich, ich müsste etwas tun, um dieses elende Konstrukt aufrechtzuerhalten. Natürlich stieß mich das ab. Dennoch konnte ich nicht aufhören. Mehr und mehr verlor ich das rechte Maß. Das war krank!! Und die körperlichen Symptome ließen ja auch nicht ewig auf sich warten. Ich wurde immer kraftloser, verlor mein Lachen, meinen Humor und sämtliche lebensbejahenden Eigenschaften. Ich befand mich in stetigem Kampfmodus und in einer entsprechenden Abwärtsspirale, die sukzessive alle Lebensbereiche infizierte.

Da dies kein Ratgeber für Paare ist, möchte ich diesen Themenbereich hier nicht weiter behandeln. Ganz gewiss möchte ich Sie nicht dazu ermuntern Ihren Partner zu betrügen, oder sich abzuwenden. Einzig, ich möchte zu bedenken geben, dass Menschen, die so vollständig abgestürzt sind, sowohl bei der Partnerwahl, als auch bei der Qualität ihrer Beziehungen, eine hohe Treffsicherheit an Fehlentscheidungen aufweisen.

Im Laufe der Jahre oder gar über Jahrzehnte hinweg haben wir, die wir zu Opfern wurden, gelernt immer zu geben, stets in der Hoffnung etwas zurück zu bekommen. Leider sieht die Realität so aus, dass diese Hoffnungen in aller Regel enttäuscht werden. Eben weil wir immer mehr geben und gleichzeitig unsere Einstellungen nicht verändern. Wir jedoch, die von Brotkrumen leben, sind dankbar für jeden Krümel. Oftmals lassen wir uns respektlos und entwürdigend behandeln. Wenn jedoch diese Behandlung für uns normal ist, weil wir nie etwas anderes kennen lernten, gelangt dies meist nicht bis in unser Bewusstsein. Wir handeln also in der Regel gemäß unseres Glaubenssystems, welches uns die Information gibt, dass unser Handeln richtig ist, obwohl wir leiden. Alle Menschen handeln aus ihrem persönlichen Glaubenssystem heraus. Und deshalb bekommt auch jeder Mensch was er glaubt. An dieser Stelle sei betont, dass das, was Sie glauben nicht zwangsläufig das Gleiche sein muss, wie das was Sie denken! Sind Sie also mit den Ergebnissen in Ihrem Leben unzufrieden, wissen Sie, dass zwischen Ihrem Glauben und dem, was

Sie denken und wünschen höchstwahrscheinlich eine Diskrepanz herrscht.

Ein Beispiel: Angenommen, Sie beschäftigen sich seit Jahren damit, Ihre Gedanken in eine positive Richtung zu bringen, um ein besserer Gesprächspartner in Ihrer Paarbeziehung zu sein. Sie sind sicher, dass Sie „begriffen" haben, wie wichtig ein regelmäßiger konstruktiver Austausch ist. Im Regelfall klappt Ihr verändertes Kommunikationsverhalten auch, unter anderem, weil Sie regelmäßig einen positiven Modus üben. Leider gibt es jedoch immer wieder die Situationen, in denen all dies nicht funktioniert. Nämlich dann, wenn Ihr Partner immer wieder „diese Dinge" tut oder sagt, die Sie auf die Palme bringen und bei Ihnen eine Klappe fallen lassen, so dass es Ihnen unmöglich wird nicht emotionsgeladen zu reagieren. In einem solchen Fall herrschen Ihre Emotionen, die durch Ihr Glaubenssystem gespeist werden.

Ein positives Beispiel regierender Emotionen ist im Sexualleben zu finden. Das Sexualleben wird meiner Meinung nach viel zu häufig unterbewertet in seiner Bedeutung für ein gesundes und erfolgreiches Leben. Wie wir alle wissen, gehört der Fortpflanzungstrieb zu den fundamentalen Trieben des Menschen. Diese Bedeutung sollte auch im Alltag seinen Platz finden. Die Emotionen Erfolg und Misserfolg eines Menschen sind sehr häufig grundlegend in seiner gelebten Sexualität und oder Liebesfähigkeit begründet. Jeder von uns hat wohl schon einmal das Gefühl der Verliebtheit erlebt, ebenso die daraus erwachsenden Gefühle, dass nun alles möglich ist. Wir strahlen und werden von dem Gefühl getragen, die Welt erobern zu können. Wenn wir dann noch guten Sex erleben, Sex, der uns befriedigt, sind wir kaum noch zu bremsen. Die zusätzliche Emotion von Erfüllung schließt zudem auf gesunde Weise das Herz ein. Ein Gefühl, das, wenn es gehegt und gepflegt wird, sich ständig erneuert und uns gesund erhält.

Das alles ist prima und wünschenswert. Problematisch ist jedoch, dass wir, die wir ganz unten auf der Erfolgsleiter angekommen sind, höchstwahrscheinlich nichts (mehr) dergleichen leben. Auch deshalb ist es wichtig, unsere Bindungen genauestens anzuschauen.

Gewiss ist es auch eine Überlegung wert, eine Weile vollständig auf Sex zu verzichten (keine Sorge, Sie müssen kein Asket werden), um auch diesen Lebensbereich zu reflektieren. Eine Weile ohne feste Bindung zu leben kann sehr befreiend sein und überdies Verhaltens- und Glaubensmuster ans Licht bringen, die wir nicht sehen, wenn wir ständig in einer festen Beziehung leben. Die Praxis zeigt, dass es recht schwierig ist, eine bestehende Beziehung auf den Prüfstand zu stellen. Wir sind in unseren Mustern gefangen und meist nicht in der Lage weder den Partner noch uns selbst objektiv zu sehen.

Wenn Sie von Ihrer Karriereleiter gestürzt sind, befinden Sie sich zweifellos in einer gewaltigen Krise, und es ist gut möglich, dass Ihnen Ihr sexuelles Verlangen abhandengekommen ist. An dieser Stelle kann ich Ihnen nur zwei Dinge sagen: Erstens brauchen Sie keine Angst zu haben, dass das für immer so bleibt. Ihr Organismus hat zurzeit andere Sorgen und das Thema Sexualität steht eher hintan. Mit zunehmender Gesundheit kehrt normalerweise auch das sexuelle Verlangen zurück. Bitten Sie Ihren Partner um Verständnis und erklären Sie sich. In einer derart schwierigen

Lebenssituation geht für beide ein Stück Sicherheit verloren. Es ist wirklich nicht leicht für Ihren Partner, wenn neben all den anderen drastischen Veränderungen auch das Sexualleben und die Zweisamkeit plötzlich einen anderen Stellenwert bekommen. Trotz allem: Die wichtigste Person sind zurzeit Sie selbst und Sie selbst müssen dafür sorgen, dass Sie wieder auf die Beine kommen; gesund werden. Denn geht es Ihnen gut, profitieren auch Ihre Bindungen davon! Mit zunehmender Gesundung haben Sie auch wieder Raum und Kraft Beziehungsarbeit zu leisten, mit den Menschen, die es Ihnen dann noch wert sind - auf jeden Fall aber Ihre Familie. Das mag sich hart und egoistisch anhören. Aber mal ehrlich: Was haben Sie denn noch zu verlieren, wenn Sie buchstäblich am Boden liegen? Ihnen bleibt gar keine andere Wahl, als sich auf sich selbst zu konzentrieren, wenn Sie nichts mehr (zu geben) haben und wieder aufstehen müssen.

Bei mir selbst war das folgendermaßen: Wie bereits erwähnt, benötigte ich Jahre, um mich aus der Liebesbeziehung zu lösen. Sämtliche Versuche waren kläglich gescheitert. Ich wollte einfach nicht sehen, dass der Mann mich nicht mehr wollte. Ich konnte mir einfach nicht vorstellen, dass die Liebe, die zu Beginn der Beziehung da war und auch ausgesprochen worden war, nicht mehr existierte. Es half mir ungemein, den Mann Jahre nicht zu sehen und diese Affäre aufzuarbeiten. Während dieser Zeit empfand ich gelegentlich das Verlangen nach einem neuen Leben, was als durchaus gesund zu bewerten war. Allerdings muss ich sagen, dass ich immer noch an diesem Menschen hing und fand auch nicht so einfach heraus, warum dieses belastende Gefühl nicht verschwand.

Es sollte noch geraume Zeit ins Land gehen, ehe ich auch dies aufgearbeitet hatte. Meinerseits entstanden neben starken Ablehnungsgefühlen wieder Hoffnungen und natürlich, wie sollte es anders sein, extreme Sehnsuchtsgefühle. In dem Wort Sehnsucht steckt auch das Wort Sucht - das darf man nicht vergessen. Da Sucht jedoch niemals Erfüllung findet, wurde mir endlich nach einem letzten Treffen schlagartig klar, dass ich selbst es war, die keine feste Paarbeziehung mit diesem Mann gewollt hatte. Einerseits, wie erwähnt, weil er verheiratet war und andererseits wegen Uraltlasten. Ich hatte den Affären-Mann wirklich geliebt, und es gab tatsächlich den Augenblick in einer jungen Liebe, den wir wahrscheinlich alle kennen, nämlich den, wo sich entscheidet, ob eine Beziehung eine Zukunft hat oder nicht. Es ist wie ein Tor, das sich für einen Moment öffnet, wobei beide Liebenden über die Möglichkeit verfügen, gleichzeitig hindurchzugehen. Ich erinnere mich genau daran, dass ich, als das Tor sperrangelweit offenstand, einen Rückzieher machte. So schloss sich das Tor wieder und ich wunderte mich jahrelang, warum wir kein Paar wurden. Ich kämpfte um diese Liebe und gleichzeitig dagegen. Leichter wäre es gewesen, ehrlich zu mir selbst zu sein. Mir selbst einzugestehen, dass ich den Zug verpasst hatte und es auch genauso gewollt hatte. Mein Verstand wollte diese feste Bindung, aber mein Herz schrie: „Nein!" Und umgekehrt. In jener Zeit folgte ich diesbezüglich ausschließlich meinem Verstand, was sich ja dann irgendwann als Fehler herausstellte, weil ich mich auf diese Weise selbst zerriss. Systematisch untergrub ich mein inneres Wissen und verhinderte auf diese Weise, meinem Herzen zu folgen. Wobei mir fast wie von selbst auch noch meine Selbstachtung abhandenkam. Aber leider war dieses Wissen tief in meinem Unterbewusstsein verankert, so dass ich gefühlte Ewigkeiten brauchte, um die Wahrheit ans Licht zu befördern – mich diesem Konflikt zu stellen. Um diesen lebenshemmenden Status aufrechtzuerhalten, benötigte ich unbefriedigende und schmerzhafte Erlebnisse, die soweit gingen, dass ich mich selbst aufgab. Es konnte also nur eine Frage der Zeit sein, bis mein Körper, mein gesamter Organismus derart streiken würde, dass nichts mehr ging. Was ja dann auch geschah.

Das buchstäbliche *Be-greifen* dieses kranken Lebensmodells, ließ mich regelrechte Quantensprünge im Genesungsprozess vollführen. Das eigentlich Tragische an dieser Situation waren nicht nur der Kummer und die verlorenen Jahre, sondern auch meine absolute Unfähigkeit zu arbeiten. Kontinuierlich zu arbeiten. Arbeit kann ja dabei helfen Schwerpunkte zu verlagern und auch Genesungsprozesse voranzutreiben. Alles, was ich mir vornahm, was Gott sei Dank, aufgrund des stetig wachsenden Bedürfnisses nach einem Neubeginn wuchs, erstarb, wenn ich wieder an den Mann dachte. Auch war ich in solchen Zeiten voller Zweifel was meine Zukunft betraf, sowohl beruflich als auch privat. Positiv war, dass die Zeiträume, in denen ich voller Zweifel war, durch meine Selbsthilfe immer mehr zu Momenten und dann zu Augenblicken wurden, um schließlich vollständig zu verschwinden. Für einen Menschen, der vor dieser katastrophalen Beziehung immer in der Lage war, ziemlich unbeirrt „Sein Ding zu machen", war diese Hilflosigkeit, dieses Ausgeliefertsein eine entsetzliche Erfahrung. In dieser Zeit lernte ich gezwungenermaßen ein längst überfälliges Thema: Grenzen setzen. Am Rande sei erwähnt, dass sich dies natürlich auch in der Erziehung meines Kindes widerspiegelte. Eine ganz unbequeme Angelegenheit — jedoch auch nicht Thema dieses Ratgebers.

> **Tipp:**
> **Sollten Sie in einer derart belastenden Liebesbeziehung fest-stecken, müssen Sie das nicht alleine lösen. Holen Sie sich Hilfe!**

Vielleicht gehören Sie zu den Menschen, die Erfahrungen dieser Art rasch verarbeiten und hinter sich lassen können. Gut so. An dieser Stelle ist es mir wichtig nochmals zu betonen, warum ich diese Liebesgeschichte hier ausgebreitet habe, noch dazu eine erfolglose. Einerseits um zu verdeutlichen, wie offensichtlich unlogisches Verhalten durch beherrschende Emotionen einen Sinn bekommt. Wenn Emotionen uns beherrschen und nicht nur regieren, ist emotionaler Stress im Spiel. Stress auf Situationen oder Probleme in unserem Leben, auf die wir unter „normalen" Umständen nicht unter Druck geraten, weil sie uns nicht bedrohen. Kommt jedoch negativer Stress hinzu, befindet sich unser Organismus in Alarmbereitschaft und wir werden, vereinfacht ausgedrückt, gezwungen unser Verhalten zu ändern, wenn wir uns nicht selbst schaden wollen. Die Realität sieht leider häufig anders aus. Ansonsten wäre dieser Ratgeber nie entstanden und Sie hätten ihn gar nicht erst gekauft. Festzuhalten wäre hier also, dass emotionaler Stress auch als Überlebensstrategie bezeichnet werden kann.

Andererseits schrieb ich dies, weil Herzensangelegenheiten in ihrer Bedeutung für die Gesundheit eines Menschen auch im 21. Jahrhundert immer noch nicht angemessen bewertet werden. Dabei sind die Zusammenhänge unverkennbar. Einfach ausgedrückt könnte man das so formulieren: Erfüllte Liebe erwärmt und erweitert das Herz. Eine gesunde An- und Entspannung sorgt für eine aktive Muskulatur und einen gesunden Herzrhythmus. Eine unglückliche, belastende Liebe (dies gilt natürlich auch für Ihre Liebe von und zu Ihren Kindern, oder auch nicht gelebte Talente). Jedoch bringen Stress und dauerhafte Anspannung, Verkrampfung bis hin zu Verengungsgefühlen in der Herzgegend mit sich. Das wiederum hat möglicherweise Herzkrankheiten zur Folge. Diese Symptome bringen auf Dauer betrachtet eine Minderung der Leistungsfähigkeit bis hin zur vollständigen Leistungsunfähigkeit mit sich. Sollten Symptome dieser oder ähnlicher Art bei Ihnen auftreten, beobachten Sie sich und besprechen dies mit Ihrem Arzt oder Heilpraktiker.

Aus meiner persönlichen Erfahrung weiß ich, um wieviel sich meine Herztätigkeit und meine gesamte gesundheitliche Verfassung verbesserten, je mehr ich meine Herzensangelegenheiten in Ordnung brachte. In meiner Krisenzeit war ich nicht mal mehr in der Lage die Treppe zu meiner Wohnung im dritten Stock ohne längere Pausen zu bewältigen. Nachdem ich meine vertrackten Liebesbeziehungen gelöst hatte, wurde mir auch wieder die Teilnahme an einem aktiven Leben möglich. Unterschätzen Sie also diese Themen in Ihrem Leben nicht!

> **Merke:**
> *Das, was wir glauben, ist nicht unbedingt identisch mit dem was wir denken!*
> *Das, was wir glauben hat die Tendenz sich zu verwirklichen.*

Schritt 3
Ruhe – Und Emotionaler Stressabbau

Schauen Sie Ihr Leben an. Gibt es an einer oder mehreren Stellen den berühmten roten Faden, der Ähnlichkeiten oder gar Gleichheiten in Ihrem Lebensverlauf aufzeigt? Lebensabschnitte, die Ihnen nicht gefielen. Gehen Sie dabei so weit zurück, wie es Ihnen möglich ist. Es mag sein, dass Sie zu Beginn Ihres Lebens keine allzu großen Probleme erlebten, und Sie in der Lage waren, die belastenden Erlebnisse einfach wegzustecken. Vielleicht taten Sie das im Laufe der Jahre immer wieder. Bei Enttäuschungen beispielsweise, die uns persönlich betroffen machen, neigen wir dazu, schmerzhafte Begebenheiten zu verdrängen. Uns wurde beigebracht, sie einfach wegzustecken. Aussagen, wie: *„Davon wird die Welt nicht untergehen"*, oder *„Was uns nicht tötet macht uns härter."* Sprüche dieser Art wird wahrscheinlich jeder kennen und wohl auch schon versucht haben danach zu handeln. Solche Tipps kommen natürlich in bester Absicht, rühren jedoch vielfach aus persönlicher Hilflosigkeit. Vielleicht hat es ja dem einen oder anderen auch geholfen. Jedenfalls für den Moment. Und das ist es ja nun was zählt, nicht wahr!? Nein, natürlich liegt genau da der Hase im Pfeffer begraben. Wir machen uns häufig eine Verhaltensweise zu Eigen, die uns nicht entspricht. Einfach aus einer momentanen Situation heraus, oder weil wir es nicht anders gelernt haben. Wer hat denn schon gelernt, wie man auf gesunde Weise mit Enttäuschungen umgeht? Wer hat erfahren dürfen, wie wichtig und heilsam es ist eine enttäuschte Liebe zu heilen, Kummer und Traurigkeit ihren Raum zu geben? Frustrationen und Überlastungen am Arbeitsplatz finden ihren Ursprung nur allzu oft in emotionalem Stress, werden heutzutage jedoch an jeder Ecke als Burnout diagnostiziert, ohne der tatsächlichen Ursache für diesen emotionalen Stress die notwendige Aufmerksamkeit zu schenken. Umgekehrt lehrt uns aber das Leben, dass der Lebens-Sack mit den negativen und belastenden Emotionen irgendwann voll und zum Müllsack geworden ist. Und wenn nichts mehr hineinpasst, kommt es zum Knall. Die Macht des Knalls drückt sich dann gerne in Krankheitsbildern aus. Die Erscheinungsformen richten sich unter anderem nach den individuellen (genetisch bedingten) Schwachstellen des jeweiligen Organismus und natürlich nach dem Grad der Verleugnung und Verdrängung von Problemen und Emotionen aus der Vergangenheit. Hierzu ein Beispiel: In familiären Strukturen sind häufig sich wiederholende Krankheitsbilder zu erkennen. Dies kann in der einen Familie eine Nervenschwäche sein. Eine andere Familie wiederum väter-oder mütterlicherseits reagiert mit Magengeschwüren, Gelenkproblemen, jährlich wiederkehrenden Erkältungen, Angina, Migräne oder, oder, oder. Vielleicht kennen Sie selbst in diesem Zusammenhang Aussagen wie: *„Mein/e Vater/Mutter hatte ab einem bestimmten Alter dieses oder jenes Leiden"*. An dieser Stelle muss man sich einfach verdeutlichen, dass jedes gelebte Leben Erlebnisse mit sich bringt. Im positiven Sinn, sind dies die Schätze eines erfüllten Lebens. Die negative Seite bedeutet sachlich betrachtet, lediglich, dass der Mensch mit den Widrigkeiten oder Herausforderungen des Lebens nicht zurechtkam oder nichts daraus gelernt hat, was ihm positive und damit gesunde und kraftspendende Impulse verschafft hätte. Wahrscheinlich kennen wir alle aus Kindertagen das Sprichwort: *„Wer nicht hören will, muss fühlen.“* Dieser Satz ist ein elementarer Teil der Lebensprinzipien und heute genauso gültig wie vor hundert oder noch mehr Jahren. Daran ist auch weiter nichts Schlimmes, lehrt er uns in seiner Einfachheit das Gesetz von Ursache und Wirkung ebenso, wie das Resonanzgesetz. Wir können lernen, dass alles Folgen hat, - gleichgültig, ob wir aktiv oder passiv sind. Jedes Handeln hat ebenso, wie jedes Nicht-Handeln Folgen. Die Einhaltung der Lebensprinzipien macht uns gesund, beziehungsweise hält uns gesund. Entstandene Krankheiten / Krisen geben uns die Gelegenheit, wieder auf die richtige Spur zu gelangen. Aber nicht, indem wir das meiden, was wir taten, als wir Schiffbruch erlitten oder gar krank wurden. In aller Regel liegt die Lösung nicht darin einfach mit dem aufzuhören, was wir taten. Dadurch verkleinern wir lediglich unseren Handlungsspielraum und schlussendlich unser Lebensumfeld. Das wiederum ist nun auch nicht gerade die tollste Sache der Welt.

Wenn Sie es also geschafft haben, sich neben der beschriebenen Ersthilfe, Zeit und Raum für sich selbst zu verschaffen, ist es an der Zeit selbst Hand anzulegen.

Ich habe bereits mehrfach dargelegt, wie wichtig es ist, den tatsächlichen Emotionen auf den Grund zu gehen, damit auch der tatsächlich vorhandene emotionale Stress erfolgreich aufgelöst werden kann. Der bekannte Kommunikationsforscher Paul Watzlawick erklärte unter anderem ein häufiges Verhaltens-Phänomen des Menschen bei der Problemlösung: *„Der Mensch verhält sich bei der Problemlösung wie jemand, der seinen Schlüssel verlor. In einem solchen Fall sucht der Mensch dort wo es hell ist und nicht dort, wo er den Schlüssel verloren hat."*

Dementsprechend unbefriedigend sind auch die Lösungen. Weiterhin wird an diesem Beispiel deutlich, wie wichtig es ist, das Problem dort zu suchen, wo es wirklich ist, - also dort, wo es entstand!

Ziel ist, die belastenden, schwächenden Gefühle schrittweise aufzulösen und durch gesunde und stärkende Gefühle zu ersetzen. In der Regel folgen den positiven Gefühlen schrittweise auch positive, lebensbejahende Gedanken. Es ist absolut unerlässlich den Schritt der emotionalen Stressauflösung zu gehen und diesen nicht zu überspringen, in dem Sie einfach versuchen positiv zu denken. Oder sich zu zwingen die belastenden Emotionen einfach zu ignorieren. Dies ist eine abweichende Vorgehensweise zu zahlreichen Empfehlungen anderer Coaches, wo in aller Regel lediglich das Hier und Jetzt geändert werden soll. In schweren Fällen ist dies aus meiner Sicht nicht möglich; jedenfalls nicht, wenn der Erfolg dauerhaft sein soll! Wenn Sie es geschafft haben, Ihre emotionalen Altlasten (emotionalen Stress) aufzulösen und zu verarbeiten, entsteht einfach ausgedrückt ein

Automatismus, der Ihre Emotionen positiv verändert und somit auch Ihre Handlungsfähigkeit erhöht, ohne dass Sie ständig aktiv positiv denken müssen. Auch dies geschieht bei erfolgreicher Anwendung automatisch.

Diesen „Automatismus" möchte ich der Vollständigkeit halber kurz erläutern. In den dreißiger und sechziger Jahren wurden von den Chiropraktikern T. Bennett und Dr. G. Goodheart Körperstellen, vornehmlich am Kopf, sogenannte Reflexpunkte entdeckt, die durch Berühren die Information geben, Veränderungen im vaskulären System vorzunehmen. Durch Berührung wird Blut in diese Reflexpunkte transportiert. In den Übungen dieses Ratgebers zur Stressreduzierung beschäftigen wir uns ausschließlich mit den sogenannten „Stirnbeinhöckern" und den Reflexpunkten (neurovaskuläre Kontaktpunkte) am oberen Hinterkopf. Die Stirnbeinhöcker zeigen sich auf der Stirn durch zwei leichte Erhebungen zwischen Haaransatz und Stirn. Der Einfachheit halber genügt es jedoch für Sie während der Übungen eine Hand großflächig und flach auf die Stirn und die andere großflächig auf den Hinterkopf zu legen, um die gewünschten Ergebnisse zu erzielen. (Das Gehirn wird wieder mit Blut versorgt).

Sie schreiten zur Tat, in dem Sie nun die bereits beschriebene „Ruhe-Übung" (Seite 99) geringfügig umwandeln. Davon ausgehend, dass Sie die Ruhe-Übung bereits absolviert haben, gilt Ihre nächste Priorität all den anderen belastenden Emotionen, wie sie in Kapitel 5 beschrieben wurden. Der Vollständigkeit halber wiederhole ich an dieser Stelle das genaue Vorgehen.

Vorgehensweise Emotionaler Stressabbau:

Nehmen Sie sich für diese Übung Zeit. Ca. 30 – 60 Minuten. Das mag sich lange anhören; bedenken Sie jedoch, dass Sie in Ihrer derzeitigen Lebenssituation Zeit genug haben. Darüber hinaus geht es um Ihre Gesundheit und diese hat doch gewiss einen hohen Stellenwert für Sie, nicht wahr?

Fühlen Sie also nun in sich hinein, welche Emotionen aktuell in Ihnen vorherrschen. Das, was Sie am stärksten umtreibt, beziehungsweise belastet und wählen Sie dann die stärkste Emotion aus. Folgende Fragen können Ihnen helfen die akuteste und damit die zurzeit wichtigste Emotion herauszufiltern.

- ✓ **Was genau macht das Gefühl mit mir?**
- ✓ **Wann, und in welcher Situation habe ich dieses Gefühl?**
- ✓ **Seit wann kenne ich dieses Gefühl?**
- ✓ **Woher kenne ich dieses Gefühl noch?**
- ✓ **Welchen Namen würde ich diesem Gefühl geben?**

In diesem Zusammenhang gibt es kein richtig oder falsch, da es ausschließlich darum geht was *Sie* empfinden. Das ist eine absolut individuelle Angelegenheit! Um Ihrer Emotion einen Namen zu geben damit Sie arbeiten können, kann es hilfreich für Sie sein, die dort beschriebenen Merkmale in Kapitel 5 mit Ihren persönlichen Emotionen zu vergleichen und diese aufzuschreiben.

Angenommen Sie empfinden Hass und Sie haben auch genau herausgefunden für wen und warum Sie ihn empfinden. Dann steigen Sie in die folgende Übung ein.

Hass-Übung:

Nehmen Sie sich ca. 30 - 60 Minuten Zeit. Tragen Sie für diese Übung bequeme Kleidung, einen Jogging-Anzug oder ähnliches. Dann sorgen Sie dafür, dass Sie vollkommen ungestört sind und keinerlei Nebengeräusche Sie ablenken. Dazu gehören auch Fernsehen, Radio, CD-Player und so weiter. Sie legen oder setzen sich bequem hin; so locker es Ihnen möglich ist. Bringen Sie sich in eine Position, in der Ihr Kopf gestützt ist. Schlagen Sie Ihre Beine und Füße <u>nicht</u> übereinander. Anschließend legen Sie jeweils eine Hand flach auf die Stirn und die andere Hand flach auf den oberen Bereich des Hinterkopfes. Belassen Sie sie dort. Nun schließen Sie die Augen und atmen normal weiter. Achten Sie darauf, langsam und lange auszuatmen. Beim Ausatmen denken Sie das Wort – HASS -. **Wichtig:** Atmen Sie länger aus als ein! Denken Sie immer wieder das Wort –HASS - (es spielt keine Rolle wie oft. Vielleicht genügt es Ihnen, dass Sie es einmal oder drei-mal langsam wiederholen, während Sie ausatmen. Es kann aber ebenso gut sein, dass Sie es zehnmal in Gedanken sagen müssen, ehe Sie das Gefühl haben, es tut sich was. Es kann das Gefühl

---

kommen wen Sie warum hassen. Nun setzt die konkrete Erinnerung an die vergangene Situation ein. Es ist auch möglich, dass es mehrere Situationen waren. Erleben Sie diese Situationen einzeln in weiteren Sitzungen erneut. Man kann nicht pauschal einmal den Hass für alle erlebte Lebenssituationen und Menschen auflösen! Die emotionale Ebene eines jeden Menschen will die Aufmerksamkeit für jedes Ereignis und jede betroffene Person!

Bei der oben beschriebenen Übung ist es wichtig, dass Sie die Hände an Stirn und Hinterkopf belassen! Sie können die Erinnerung und den Hass laut in Worte fassen oder aber im Stillen aussprechen. Tun Sie das, was sich für Sie richtig anfühlt. Auch sagen Sie ruhig, was Sie am liebsten tun würden und bleiben Sie in diesen Erinnerungen und Bildern, bis Sie eine Veränderung bemerken. Es mag sein, dass die Bilder sich verändern, dass die Erlebnisse langweilig werden und Ihre Gedanken sich anderen Dingen zuwenden wollen. Ein weiteres Indiz ist, dass der Hass verschwindet und sich in die abgeschwächten Formen wie Wut, Groll und Zorn verwandelt. Lassen Sie auch dies zu, bis diese belastenden Emotionen schließlich ganz verschwinden. Hören Sie nicht eher auf, beziehungsweise wiederholen Sie die Übung zu einem anderen Zeitpunkt, bis diese Emotionen in Gänze verschwunden sind. Bleiben Sie lange genug in der Übung (ein gutes Erkennungsmerkmal dafür ist, dass es Ihnen sehr schwerfällt oder unmöglich wird diese Situation oder betroffene Menschen weiterhin zu hassen). Neue leichtere Gefühle und Gedanken breiten sich in Ihnen aus. Lassen Sie sie zu und benennen Sie diese; dabei atmen Sie sie buchstäblich ein und bewusst aus, indem Sie das Wort / Gefühl im Geiste mehrmals wiederholen. Atmen Sie das gesunde Gefühl / Wort buchstäblich aus und stellen Sie sich vor, Sie würden darin baden. Sind Sie bis hierher erfolgreich gekommen, wird sich auch ein Handlungsimpuls einstellen. Es kann ein Gedanke und Handlungsimpuls sein, der leicht und positiv ist und Ihnen darüber hinaus Energie gibt. Sie fühlen, wann es genug ist. Vielleicht erhalten Sie auch den Impuls ein kurzes erholsames Nickerchen zu machen. Es ist sinnvoll diesen Impulsen zu folgen, da sie unterstützend auf Ihr Wohlgefühl und somit auf Ihre Gesundheit wirken.

So gelingt es:

Sie müssen nichts! Hängen Sie ruhig wie ein schlaffer Sack in den Kissen und lassen jeden verdammten Muskel einfach los. Sie sind allein und müssen nichts tun und nichts leisten!
Dann lassen Sie das jeweilige Gefühl einfach hochkommen. Sollte Ihnen das jeweilige Gefühl zu unangenehm werden, beenden Sie die Übung einfach und denken und tun etwas anderes. Starten Sie zu einem späteren Zeitpunkt einen weiteren Anlauf mit demselben Stress-Thema.

Wichtig zu wissen ist, dass wir alle notwendigen Informationen in uns tragen um unsere Probleme lösen zu können. Wir bekommen kein Problem geliefert, dass wir nicht lösen können. Sie auch nicht! In diesen elenden Stresssituationen funktioniert unser Supercomputer Gehirn aufgrund mangelhafter Blut- und Sauerstoffzufuhr leider nicht optimal. Durch das Halten von Stirn und Hinterkopf regen wir manuell diese Zufuhr wieder an und schwupp arbeitet unser Supercomputer wieder – Schritt für Schritt versteht sich. Regelmäßig angewendet, verbessern wir stufenweise unseren Gesundheitszustand. Im Laufe der Zeit und zahlreichen aufgelösten Blockaden können wir immer mehr Probleme lösen, die uns vorher als unlösbar erschienen.

Merke:
Ihre Emotionen bestimmen Ihr Leben!

Schritt 4
Ruhe - Und Selbstanalyse

Da Sie ja nun schon ruhiger und entspannter werden, Sie fleißig an der Harmonisierung Ihrer Emotionen arbeiten, ist es an der Zeit, sich mit einer Selbstanalyse, oder genauer ausgedrückt: mit Ihrem derzeitigen Standort zu beschäftigen. Dazu gehören auf jeden Fall Ihre Vermögenswerte. Grob sind sie in materielles und immaterielles Vermögen zu unterteilen. Zu den materiellen Vermögenswerten gehören Immobilien, Guthaben auf Bankkonten, Schmuck, Kunstgegenstände Barvermögen und anderes, was sich zu Geld machen lässt, wobei auch Krempel, der im Keller vor sich hindümpelt, hinzuzurechnen ist. Leider sind hier auch Ihre Schulden aufzuzählen, falls Sie welche haben. Zum Thema Standort gehört auch die Frage danach, was Sie nicht mehr haben und wo Sie eventuell über Ihre Verhältnisse gelebt haben. Ist dies getan, wissen Sie schon wieder etwas mehr über sich und Ihre ehemalige und auch Ihre derzeitige Lebensweise. Ein oftmals vergessener Vermögenswert ist Ihr immaterielles, also Ihr persönliches Vermögen, das, was Sie selbst aus sich heraus zu tun *ver-mögen* oder auch nicht! Wenn Sie alles Materielle verloren haben, ist das der Bereich, mit dem Sie wuchern können und sollten. Es mag natürlich sein, dass Sie dies erst wieder entdecken müssen. Also machen Sie sich daran Ihre persönlichen Schätze zu entdecken! Es lohnt sich. Nicht zuletzt sind hier auch Ihre Neigungen und Talente gemeint.

Wenn man so tief stürzt, dann darf (sollte) man einmal Pause machen. Diese Pause kann lange oder kurz andauern. Je nachdem, wie heftig Sie selbst Ihren Absturz empfinden und wo Sie gelandet sind. Wichtig ist lediglich, dass man wieder aufsteht. Nämlich dann, wenn man wieder so gesund ist, dass man das eigene Leben wieder in die Hand nehmen kann. Vielleicht auf eine vollkommen andere Weise als bisher. Ihre Gesundheit steht hier an oberster Stelle. Sie müssen alles dafür tun, wieder gesund zu werden! Manche unter uns haben ihr Leben vielleicht noch nie vorher selbst in die Hand genommen und tun dies zum ersten Mal, auch das ist möglich. Wenn wir jedoch ein gesundes und erfülltes Leben führen möchten, bleibt uns nichts anderes übrig. Mit zunehmendem Alter scheint ein erfülltes Leben an Bedeutung zuzunehmen. Jedenfalls bei mir.

Beginnen Sie damit sich Fragen zu stellen. Fragen, die Sie weiter führen und Ihnen dabei helfen wieder gesund zu werden. Nehmen Sie ein Blatt zur Hand, womit Sie für sich selbst die unten genannten Fragen beantworten. Sie brauchen die Fragen nicht der Reihe nach und an einem Tag zu beantworten. Beginnen Sie mit dem, was Sie am stärksten emotional berührt. Seien Sie dabei so ehrlich wie möglich zu sich selbst. Damit Sie Ihre persönliche Entwicklung im Auge behalten, ist es sinnvoll Ihre Notizen mit Datum zu versehen. Vieles spricht dafür diese Fragen in unbestimmten Zeitabständen zu wiederholen und die Veränderungen entsprechend zu kennzeichnen.

Aufstellung der weiterführenden Fragen:

- ✓ Was genau ist geschehen?

- ✓ Wann genau haben meine Probleme begonnen?

- ✓ Gibt es ein spezielles Ereignis, das mich den Erfolg / mein Glück gekostet hat? Wenn ja, worum genau handelt es sich?

- ✓ Gibt es etwas, das ich nicht sehen / hören / glauben will in meinem Leben?

- ✓ Gibt es Menschen in meinem Leben, die mir Energie / Lebenskraft abziehen?

✓ Fühle ich mich in meiner Paarbeziehung so angenommen, wie ich bin?

✓ Welchen Stellenwert hat meine Familie für mich?

✓ Welchen Platz nehme ich in meiner Familie / meinen Kindern gegenüber ein?

✓ Habe ich wirklich (noch) selbst über mein Leben bestimmt?

✓ Seit wann bin ich nicht mehr glücklich?

✓ Welche körperlichen / emotionalen Warnsignale habe ich übersehen?

✓ Gibt es einen (Ur)alt-Kummer, den ich immer verdrängt habe?

✓ Lebe ich (noch) das, was ich mir für mein Leben erträumt hatte?

✓ Habe ich versagt? Ist das wirklich wahr oder gab es andere Gründe, wie beispielsweise, dass ich das, was ich bisher tat nicht wirklich wollte?

✓ Wie heißen die Fehler meines Lebens? Und waren es wirklich Fehler?

✓ Ist es möglich, dass das Gefühl versagt zu haben mich davor bewahrt, das zu tun, was ich wirklich will?

✓ Habe ich (mich) aufgegeben?

✓ Fühle ich Hoffnung oder Hoffnungslosigkeit in mir?

- ✓ Will ich überhaupt (noch) leben? (Wenn Sie diese Frage mit nein beantworten, ist wirklich Gefahr in Verzug und Sie müssen dringend professionelle Hilfe in Anspruch nehmen).

- ✓ Gibt es einen Teil in mir, der froh ist, diesen Job / Beruf nicht mehr ausüben zu müssen? Wenn ja, was genau hat mich gestört?

- ✓ Würde ich mein Leben noch einmal genau so leben?

- ✓ Was war gut in meinem Leben?

Schritt 5
Ruhe - Und Finanzen ordnen

Denken Sie auch hier wieder daran, die Ruhe-Übung zu absolvieren, bevor Sie sich dem Thema Finanzen widmen. Das wird Ihnen helfen Ihre derzeitige finanzielle Situation anzuschauen und zu akzeptieren. Denn dies ist die Voraussetzung für die Veränderung ins Positive. Vermutlich werden Sie sich auch mit dem Gefühl herumschlagen, dass das bisschen Hart-IV-Geld hinten und vorne nicht reicht. Auch das ist normal. Beruhigen Sie sich! Es genügt. Alles ist genau berechnet. Natürlich müssen Sie ab sofort auf Dinge verzichten, das ist selbstredend. Ich persönlich denke auch, dass es richtig ist, dass man nach einem persönlichen Super-Gau mit (wesentlich) weniger Geld zurechtkommen muss. Selbstverständlich wäre es schöner und leichter, wenn man nicht auf viele Dinge verzichten müsste. Nur glaube ich, dass einzig auf diese Weise gewährleistet ist, dass man nach Veränderung strebt. Eine sinnvolle Investition besteht darin, ein Haushaltsbuch zu führen. Da ist man gezwungen jede Ausgabe einzutragen. Außerdem ist es ein gutes Training für Ordnung und Überblick Ihrer Finanzen. Ich selbst habe seinerzeit damit begonnen, einen fixen Betrag monatlich vom Girokonto abzuheben. Ich rechnete mir aus, wie viel Geld ich wöchentlich für den Haushalt (Nahrungsmittel, und so weiter) benötige. Dieses Geld legte ich beiseite und entnahm wöchentlich genau diesen Betrag und keinen Cent mehr. Das restliche Geld, das nach Abzug aller Fixkosten wie Miete, Strom, Gas und so weiter übrig blieb, legte ich für notwendige Anschaffungen beiseite. Ein Teil davon stand noch für Unternehmungen für die Familie zur Verfügung und das war es.

Außerdem zahle ich so viel wie möglich bar. Das hat gleich mehrere Gründe. Erstens: Ich spare unnütze Buchungsgebühren der Bank; auch solche Ausgaben summieren sich. Zweitens gibt mir die Barzahlung einen besseren Überblick über mein Geld. Wenn nichts mehr im Portemonnaie ist, kann ich nichts mehr kaufen. Ich werde also nicht ständig in Versuchung geführt und erlebe dann auch später, wenn das Geld vom Konto abgebucht wird, keine bösen Überraschungen. Drittens gibt es einen psychologischen Effekt: Ich gebe beim Kauf Geld und bekomme etwas dafür. Dieses Zug-um-Zug-Geschäft erhöht das Kauferlebnis. Es tut gut und ist darüber hinaus ein hervorragendes Training mit meinem Geld zu haushalten und am Ende der Woche, beziehungsweise des Monats noch etwas übrig zu haben.

Schulden

Das Thema Schulden ist ein besonders unschönes Thema. Sich Geld zu leihen, ein Darlehen aufzunehmen oder irgendetwas zu leasen, hört sich ja auch viel besser an, als das Geld anderer Leute auszugeben. Der Tatbestand bleibt sich jedoch gleich. Man ist jemandem etwas schuldig. Darin steckt das Wort S c h u l d. Und Schuld, das muss man wissen, drückt immer auf unsere Psyche. Wer will wirklich bei jemandem in der Schuld stehen? Ich gebe gerne zu, dass ich selbst mittlerweile eine recht krasse Einstellung zu Fremdgeld habe. Ich schrieb ja bereits, dass ich alles verlor. Dazu gehörten auch Immobilien – nicht dass sie mir fehlen würden, ganz im Gegenteil. Aber dieses entsetzliche Gefühl, meine Darlehen und andere fixen Verpflichtungen nicht mehr bedienen zu können, möchte ich nie wieder haben. Schulden möchte ich nie wieder haben. Niemand, der halbwegs normal tickt, kann Schulden gut finden. Mich jedenfalls hat dieses gesamte Szenario neben vielen schlaflosen Nächten auch meine Gesundheit gekostet. Erst im Nachhinein, als ich allen Besitz los war, wurde mir auch bewusst, wie sehr mich die Situation belastet hatte, stets im Vorfeld dafür sorgen zu müssen, dass diverse Hypothekendarlehen, Kredite fürs Fahrzeug und so weiter auch zu erwirtschaften. Dabei fehlte aber das Glücksgefühl diese „Dinge" zu besitzen, als Gegenpol sozusagen, fast vollständig. Lediglich zu Beginn, also zum Zeitpunkt der Anschaffung, empfand ich für das jeweilige Teil Glücks- beziehungsweise Spaßmomente. Alsbald wurde es zur Gewohnheit. Das, muss ich gestehen, ist mir im Gegenzug die Schuldenlast nicht wert.

Wo Schulden sind, finden in aller Regel auch Kredite ihr Zuhause. Wobei es ja heutzutage Gang und Gäbe ist, allesmögliche fremd zu finanzieren. Gesund ist es auf keinen Fall, da es Lasten sind, die man zu tragen hat und die uns niemand abnimmt. Leider haben wir uns schon so sehr an dieses Gefühl gewöhnt, dass es uns nicht mehr bewusst ist. Ich selbst verspürte eine Riesenlast von mir abfallen - wahre Felsblöcke, als ich meine aufgelaufenen Schulden aus Hypothekendarlehen und große Teile meiner anderen Schulden bezahlt hatte.

Ratenkauf

Lassen Sie mich noch etwas zum Thema Ratenkredit sagen. Ich finde es äußerst erschreckend, was heutzutage alles per Ratenkauf angeschafft wird. Angefangen bei Kleidung über Wohnungseinrichtungen bis hin zu Autos und noch größeren Objekten. Aber bitte, das kann nicht richtig sein: Kleidung per Ratenkauf! Wenn man kein Geld für eine neue Jeans hat, dann kauft man keine. Dann zieht man halt die an, die noch im Schrank hängt. Wenn man gerade arbeitslos wurde, Hartz-IV bezieht, oder aus anderen Gründen wenig Geld zur Verfügung hat, benötigt man vorerst keine neue Kleidung. Im Regelfall hat man noch alles. Gewiss ist es mehr als verführerisch, schon heute über einen Gebrauchsgegenstand zu verfügen, den man sich in Wahrheit erst wesentlich später leisten kann. Im schlimmsten Fall nie. Auch die Sehnsucht in die Ferne zu schweifen, wird uns in den Medien mit Billig- und Superbilligangeboten schmackhaft gemacht. Im Kopf und per Taschenrechner rechnen wir dann schon schnell aus, dass wir mit einer monatlich kleinen Darlehens-Rate unserem Traumziel entgegenschweben können und von einem solchen Schnäppchen nur Vorteile zu erwarten haben. Ja, es soll sogar Leute geben, die am Ende glauben, dass sie dumm wären, würden sie ein solches Angebot nicht nutzen, nicht wahr? Die einzigen, die sich am Ende wirklich freuen, sind die Verkäufer. Die Welt der Technikangebote, sprich Handy, Smartphone, Tablet und Co., sind augenscheinlich gerade für schmale Geldbeutel interessant. Geben sie doch die Möglichkeit in kleinen monatlichen Raten in den Genuss von High-Tech und World-Wide-Web zu gelangen. Und das an jedem Ort der Welt, rund um die Uhr und natürlich in jeder Lebenslage! Mal ehrlich, wer braucht so etwas? Manager, überall auf der Welt, sind mittlerweile froh, wenn sie nicht mehr immer und überall das Geklingel und Gesumme ihrer Mobilgeräte hören müssen, um ständig erreichbar zu sein. Sie sind zurzeit nur Ihr eigener Manager und der Ihrer Familie. Damit haben Sie vorerst alle Hände voll zu tun, wenn Sie es richtig machen.

Merke:
Jeden Kredit, den Sie aufnehmen, müssen Sie in voller Höhe plus Zinsen und Gebühren zurückzahlen. Schließlich will der Kreditgeber auch etwas verdienen! Wenn Sie sowieso schon wenig Geld zur Verfügung haben, steht Ihnen nach Abzug dieser monatlichen Darlehensraten noch weniger Geld zur Verfügung.

> *Obendrein wird das Gefühl, kein Geld zu haben oder dass Ihr Geld nicht ausreicht, noch zunehmen. Das Gefühl, dass es nie genug oder immer zu wenig ist. Ein Teufelskreis, der Ihnen schlechte Gefühle und daraus resultierend wiederum ungesunde Ergebnisse vermittelt. Darüber hinaus sorgen genau diese Gefühle dafür, dass Sie in Ihrer derzeitigen Situation steckenbleiben.*

Ausgabenliste für Lebenshaltungskosten

Ich kann Ihnen nur dringend empfehlen: Widmen Sie sich Ihren Geldangelegenheiten, und zwar mit Hingabe, Sorgfalt und System. Darüber hinaus ist es ebenso wichtig Ihre gegenwärtigen Einnahmen im Griff zu haben – so gering sie auch sein mögen. Legen Sie sich eine Ausgabenliste für Ihre ständig wiederkehrenden Lebenshaltungskosten an. Zu diesem Zweck können Sie eine Tabelle erstellen und allen Fixkosten, außerplanmäßigen Zahlungen und Notgroschen einen Namen geben. Leichter ist es für kleines Geld in Billigläden nach einem Haushaltsbuch Ausschau zu halten. Es geht hier nicht um Design sondern um Zweckmäßigkeit. Machen Sie sich klar, dass dies nur Sinn macht, wenn Sie bereit sind das Buch regelmäßig und genau zu führen. Da müssen Sie hart mit sich selbst ins Gericht gehen und sich selbst keine Ausnahmen erlauben. Zwingen Sie sich dazu. Es geht dabei um Ihr Geld, beziehungsweise um Geld das Ihnen zurzeit zur Verfügung steht. Viel ist es nicht, aber es reicht zum Überleben bis Sie wieder selbst genug Geld verdienen! Hüten und verwalten sie es wie Ihren Augapfel. Damit einher geht eine unerlässliche Vorarbeit. Es ist nämlich nicht damit getan, Ihre Ausgaben ordentlich aufzuschreiben. Es ist also genau zu überlegen, und auszurechnen, und zwar auf Heller und Pfennig, wieviel Geld Sie pro Tag, pro Person wofür ausgeben können und wie hoch Ihre Rücklage sein muss für Sonderausgaben, wie beispielsweise Stromnachzahlungen und anderes. Machen Sie das kontinuierlich und halten Sie sich auch an Ihre aufgestellte Rechnung, so bleibt am Ende des Monats noch etwas übrig. Geld, das Sie vielleicht für einen Familienausflug verwenden oder zusätzlich sparen können. Wenn Sie Hartz-IV-Empfänger sind, können Sie nicht davon ausgehen monatlich 100,-- Euro sparen zu können. In diesem Fall sind 20,-- Euro schon eine Menge Geld; hochgerechnet auf ein Jahr bereits 240,-- Euro. Vielleicht haben Sie dann ja schon wieder einen neuen Job! Falls Sie eine zusätzliche Hilfe für das Einteilen des Geldes benötigen, gibt es bei der Jobcom auf Nachfrage eine Liste, die eine detaillierte Aufstellung für die Verwendung des Hartz-IV-Geldes angibt. Ich selbst habe es so gehandhabt, bis heute zu übrigens, dass ich die Lebenshaltungskosten auf einunddreißig Tage heruntergebrochen habe. Dazu einen Betrag X für außerplanmäßiges Familienvergnügen. Dieses Geld hebe ich am Monatsanfang ab und verteile es auf die Wochen des jeweiligen Monats. Ebenso werden Anfang des Monats alle Fixkosten, wie Miete und so weiter bezahlt. Mehr Geld wird auf keinen Fall abgehoben und ausgegeben. Auf diese Weise halte ich auch die Anzahl der Buchungen gering, die nur unnötig viel Geld kosten. Für mich funktioniert diese Methode bestens. Schauen Sie, was für Sie der beste Weg ist und halten Sie sich daran. Das wird Ihnen helfen zu einer Stabilität zurückzufinden, die Sie auch in der Zukunft brauchen werden. Einige weitere Tipps zum Thema Geldsparen habe ich weiter unten aufgeführt.

Gläubigerliste

Nicht jeder, der tief gestürzt ist hat Schulden. Jedoch haben viele Menschen, die arbeitslos oder zu Hartz-IV-Empfängern geworden sind, Schulden. Aber nicht jeder steht vor einer Privatinsolvenz. Sollten Sie zu denjenigen gehören, die absolut zahlungsunfähig geworden sind, ist es notwendig sich an eine ordentliche und seriöse Schuldnerberatung zu wenden. In jeder Stadt gibt es beispielsweise von Kirchen eingerichtete kostenlose Schuldnerberatungen. Dort finden Sie umgehend hinsichtlich der weiteren Vorgehensweise Hilfe.

Sollten Sie hingegen (noch) nicht vor dem totalen finanziellen Aus stehen, erstellen Sie sich selbst eine Gläubigerliste. Befinden sich in Ihrem Haushalt mehrere volljährige Personen, die Schulden haben, erstellen Sie selbstredend für jede eine eigene Gläubigerliste. Eine solche Liste ist wichtig, damit Sie überhaupt wissen, wer von Ihnen Geld will und wie hoch Sie insgesamt verschuldet sind. Darüber hinaus können Sie durch diese Auflistung erkennen, was Sie vielleicht in kleinen Raten abtragen können, damit Sie aus Ihrer Verschuldung in die Schuldenfreiheit gelangen können.

Beinhalten sollte eine solche Liste folgendes:

➢ Name und Postanschrift des Gläubigers

➢ Aktenzeichen des Gläubigers

➢ Postanschrift des Verfahrensbevollmächtigten des Gläubigers (z.B. Inkassobüro, Rechtsanwalt)

➢ Gesamtforderung in Euro mit entsprechendem Datum

➢ Rechtslage (z.B. Mahnbescheid, Zwangsversteigerung)

➢ Bemerkungen (z.B. Ratenvereinbarung, Tilgungsaussetzung, Restschuld)

➢ Fortlaufende Nummerierung der Gläubiger – erleichtert Ihnen die Übersicht über die zu bedienenden Gläubiger

---

Tipp:
Ändern Sie sofort Ihre Einstellung zum Thema Geldausgeben, indem Sie sich selbst immer wieder sagen: Ich brauche nichts Neues, ich habe alles, was ich zum Leben benötige. Vermeiden Sie Frustkäufe ebenso wie Einkaufsbummel. Für Sie gibt es zurzeit nichts zu bummeln (einkaufstechnisch). Auf diese Weise werden nur sehr erfolgreich unnötige und kostspielige Wünsche

geweckt. Außerdem macht es Sie höchstwahrscheinlich unzu-
frieden, wenn Sie die begehrten Dinge dann nicht kaufen kön-
nen. Zurzeit müssen Sie sich um sich selbst kümmern, damit Sie
wieder auf die Beine kommen, um (wieder) in einem Beruf zu
arbeiten. Ein Beruf, der Ihnen Freude bereitet und bei dem Sie
genug Geld verdienen, damit Sie sich selbst ohne fremde Hilfe
ernähren zu können.

Indem Sie und Ihre Familienmitglieder diesen Tipp befolgen, Ihre Kinder eingeschlossen, beginnen Sie automatisch zu sparen. Denn wie Sie wissen, verändert man eine Einstellung am besten zuerst im Kopf. Alleine durch die Veränderung Ihrer Einstellung, verändert sich auch Ihr Bewusstsein zum Thema Geld und Konsum – somit schlussendlich auch Ihr Kaufverhalten. Allerdings müssen Sie rigoros vorgehen und sich selbst keine Ausnahmen gestatten. Nach einer Weile werden Sie feststellen, wie wenig Sie zum Leben brauchen. Dabei fühlen Sie sich trotzdem gut und es läuft jeden Tag besser und besser. Womit ich dann auch gleich zum nächsten Punkt komme: Das Sparen.

Sparen (Konsumverzicht)

Sparen ist, wie es scheint, völlig aus der Mode gekommen. Und dies nicht nur vor der sogenannten eigenen Tür, nein auch landesweit wird zwar davon gesprochen, aber getan wird es nicht oder in zu geringem Maß. Was stattdessen wächst, sind Schulden. Gut, oder nicht gut. Hier beschränke ich mich auf die Notwendigkeit vor der eigenen Haustür zu kehren, wie der Volksmund so schön sagt. Sparen und sparsam sein, sind sogenannte Kernkompetenzen, über die ein jeder verfügen sollte. In unserer heutigen Welt, die auf Pump aufgebaut ist, vertagen viel zu viele Menschen das Sparen auf morgen, nächsten Monat, nächstes Jahr. Und garantiert kommt morgen, nächsten Monat oder nächstes Jahr wieder irgendetwas dazwischen, dass es uns unmöglich macht zu sparen. Oder anders ausgedrückt: Konsumverzicht zu leisten. Konsumverzicht leisten bedeutet nichts anderes als auf den Kauf einer begehrten Sache vollständig oder zum aktuellen Zeitpunkt zu verzichten. Wenn man auf etwas verzichtet, bedeutet dies nicht automatisch, dass man leidet - auch wenn die Außenwelt, sprich Werbung uns das gerne glauben machen will. Man kann bewusst auf etwas verzichten. Dies ist eine durchaus erstrebenswerte Fähigkeit. Gibt sie uns doch die Möglichkeit uns aus freiem Willen und aktiv dem Konsumrausch zu entziehen. Wer dies beherrscht, hat das Gefühl von Mangel hinter sich gelassen. Vielerorts wird heutzutage nicht mehr unterschieden zwischen: etwas haben wollen und etwas benötigen. Auch der feine, dennoch bestechende Unterschied zwischen etwas *habenwollen* und etwas von Herzen wünschen, wird in der Regel hinfort gewischt. Eine Verhaltensweise, die viel zu häufig bei jungen Menschen zu beobachten ist. Wie kommt das nur? Wie hat der Nachwuchs dies nur erlernt, fragen wir uns. Aus meiner Erfahrung als Coach und Trainerin und als Eltern kann ich sagen: Weil Kinder von ihren Eltern, beziehungsweise ihrem direkten Umfeld den Unterschied nicht mehr lernen. Viele Eltern kennen den Unterschied zwischen „Haben-Wollen" und einem „Herzenswunsch" selbst nicht mehr. Auf einmal wird aus einem harmlosen „Haben-Wollen" ein „Haben-Müssen", neudeutsch: „Must-have". Dabei bemerken sie gar nicht, wie sie ihren Kindern ein ungesundes Konsumverhalten vorleben. Familie Müller beispielsweise verfügt über einen Zweit- oder gar Drittwagen. Und schon „benötigt" auch die Nachbarfamilie Lüdenscheid ein weiteres Fahrzeug, nicht selten ein besseres. Wenn es auch nicht benötigt wird und kein wirklicher Herzenswunsch vorliegt, so ist es doch ein leichtes, dank Kredit und Leasing, mitzuhalten. In den seltensten Fällen ist jemand glücklicher und zufriedener wegen solcher Käufe. Ausgenommen die Verkäufer. Natürlich! Ein Einfamilienhaus oder eine Eigentumswohnung muss natürlich auch jeder haben. Und vor allem jene, die es sich gar nicht leisten können. Plötzlich wird der Fokus nur noch auf das gerichtet, was man nicht hat, aber was angeblich für ein glückliches Leben ein unbedingtes „Must-have" ist.

Aus meiner Sicht ist es wichtig, sich gerade in dieser schweren Zeit, in der wir so vieles verloren haben, neu zu orientieren. Darauf zu besinnen, was wir brauchen und was nicht. Und das bestimmen wir selbst und nicht die Gesellschaft. Das gilt natürlich auch für Designerware und Markenkleidung. Auch Kinder benötigen keine Markenkleidung, um gut und sauber gekleidet in die Schule zu gehen. Allerdings: Haben Sie als Eltern ein Problem damit, dass Ihre Kinder keine Markenkleidung tragen und mit der neuesten Handy- oder Smartphone- Generation nicht mithalten können, so versichere ich Ihnen, haben Ihre Kinder dieses Problem ebenfalls. Wenn Ihre Kinder rebellieren, überprüfen Sie erst einmal Ihre eigene Einstellung zum Thema Kaufen allgemein und Kaufrausch im Besonderen.

Uns Frauen wird häufig vorgeworfen, dass wir zu viel Geld für Mode ausgeben. Soll ich Ihnen mal was sagen? Nein? Gut, ich mach´s trotzdem. Zu viele Frauen geben wirklich viel zu viel Geld für Klamotten, Schuhe und Kosmetik aus. Auch das elfundneunzigste Paar Schuhe, halte ich in dieser Lebenssituation für absolut ungesund. Auch sind Anschaffungen von Nagellacken und Lippenstiften die in Endlosreihen in im Bad ihr ungetragenes Dasein fristen, vollkommen unangebracht und viel zu teuer für Ihren momentanen Geldbeutel. Ich weiß auch, dass es Spaß macht sich tolle Kosmetik und Kleidung zu kaufen. Nur diese Unmengen an Zeug, die da gekauft werden, machen Sie letztlich nicht glücklicher, sondern ärmer und somit auch unglücklicher. Ein unbequemes Thema in diesem Zusammenhang ist: Wenn Menschen Sie nur aufgemotzt mögen, liegt die Frage nah, ob Sie als Mensch für die jeweilige Person überhaupt interessant sind. Was das letztlich bedeutet liegt wohl auch auf der Hand. Auf jeden Fall können Sie auf derartige „Begleiter" verzichten! Oder? Für den Fall, der leider viel zu häufig Realität ist: Nämlich, dass Sie sich selbst nur derart gestylt mögen, ist es wohl mit Ihrem Selbstwert nicht allzu weit her. Sie sind doch weit mehr als ein Haufen ständig wechselnder Kleidung und Farbtöpfe!

Vielleicht denken Sie: „Ich kaufe jetzt einfach Billigware in sogenannten Minipreisläden oder ähnlichen Geschäften", schränken jedoch die Kaufmenge nicht ein. Im ersten Augenblick mag das ja durchaus akzeptabel sein. Nur auf den Monat hochgerechnet reißen solche Anschaffungen, die nicht mal welche sind, da sie nicht wirklich einen Wert darstellen, Löcher in Ihre Geldbörse. Und am Ende fragen Sie sich vielleicht jedes Mal, wo das Geld geblieben ist. Ein weiterer Fehler, den Frauen in Sachen Finanzen häufig begehen, ist, dass sie davon ausgehen, dass ein edler Prinz in schimmernder Rüstung auf seinem Schimmel angeritten kommt, der sie all ihrer lästigen Geldpflichten enthebt. Dieses Denkmodell ist ungesund und darüber hinaus leider eine Erziehungsweise, welche sogar noch im einundzwanzigsten Jahrhundert praktiziert wird. Das kann nicht nur fatal für uns Frauen enden. Nein, auch Männern kann es nicht damit gutgehen die finanzielle Verantwortung für ihre Frauen alleine zu tragen.

Zum einen vermeidet Frau auf diese Weise ihre Geldangelegenheiten eigenverantwortlich in die Hand zu nehmen. Da Geld in unserem Leben einen hohen Stellenwert einnimmt, verhindert Frau auf diese Weise auch die Verantwortung für ihr gesamtes Leben zu übernehmen. Sie nimmt sich selbst ihre Fähigkeiten und Talente im Bereich Finanzen. Eigentlich ist es ja kaum vorstellbar, dass erwachsene Frauen Taschengeld bekommen, - wie Kinder! Trotzdem wird es vielerorts noch genauso praktiziert. Zum anderen gibt ja noch, wie bereits erwähnt, den Traum vom edlen Prinzen, der auf seinem Schimmel daher geritten kommt und lebenslang bleibt. Dabei versorgt er natürlich die Frau in all ihren finanziellen Belangen. Wie allgemein bekannt, ist aufgrund hoher Scheidungsraten die Aufrechterhaltung eines solchen Zustands im einundzwanzigsten Jahrhundert ja eher fraglich. Außerdem hat sich schon so mancher Prinz als Niete erwiesen und die jeweilige Frau mit Schulden und anderen Blessuren zurückgelassen. Das stimmt nur bedingt? Nun, ist es nicht so, dass immer noch zahlreiche Frauen Schutz in Frauenhäusern suchen müssen? Also, liebe Geschlechtsgenossinnen, nur keine Hemmungen! Kümmern wir uns doch selbst um unsere Finanzen. Jede kann das (lernen)!

Merke:
Viel von wenig Geld, macht ein Viel! Und das Geld ist trotzdem futsch.

Die Männer von heute sind den Frauen was Geldausgeben für Mode betrifft, nah auf den Fersen. Sie legen also auch ein ungesundes Verhalten an den Tag. Wohlgemerkt, ich spreche hier von Menschen, die es sich in Wahrheit nicht leisten können, auf großem Fuß zu leben. Wozu viele Männer jedoch mehr neigen als Frauen, ist der Kaufrausch bei High-Tech-Geräten. Zu beobachten ist häufig, dass genau die Männer die modernsten und wahrscheinlich teuersten Smartphones, I-Phones, und so weiter mit sich herumtragen und zur Schau stellen, die es sich am wenigsten leisten können. Ganz zu schweigen von der Tatsache, dass sie solche Teile gar nicht benötigen. Ein Harzt-IV-Empfänger braucht nicht die neueste Generation dieser Endgeräte. Ich möchte Ihnen wirklich nicht zu nahe treten, aber so gefragt sind Sie zurzeit nicht! Ebenso gut können Sie derzeit bequem auf ferngesteuerte Kaffeeautomaten und Co. verzichten. Riesige Plasmabildschirme, die die Wände Ihrer kleinen (Sozial)-Wohnung zieren, sind wohl auch unnötig. Sparen Sie das Geld, leisten Sie den sogenannten Konsumverzicht zugunsten Ihrer Zukunft. Sie haben genug damit zu tun wieder auf die Füße zu kommen. Da fehlt ihnen sowieso die Zeit für 24-Stunden-Fernseh-Marathons. Und wenn Sie so weit sind, dass Sie wieder einen guten und erfüllenden Beruf ausüben, dann haben Sie vielleicht das Geld für so ein Teil, aber möglicherweise weder Zeit noch Lust auf Fernseh-Orgien. Was gewiss nicht die schlechteste Variante ist.

Nochmal zurück zu Ihren Kindern, so Sie welche haben. Bleiben Sie als Vorbild beim Nein gegenüber Ihren Kindern, was unnötige Ausgaben betrifft. Stellen Sie lieber in Aussicht für etwas zu sparen (natürlich im gesunden finanziellen Rahmen), dann ist auch die Freude beim Kind größer. In gleichem Zug lernt es schrittweise mit seinem Taschengeld zu haushalten und zu sparen. Wie sonst sollen Ihre Kinder den richtigen Umgang mit Geld lernen, wenn nicht durch Sie? Mein Sohn kam irgendwann mit der Klage, dass er in der Schule ständig gemobbt würde, weil er kein Handy habe. Ich versichere Ihnen, das brach mir fast das Herz. Natürlich wollte ich meinen Sohn nicht leiden sehen, bloß wegen eines blöden Telefons! Am liebsten wäre ich sofort losgegangen und hätte ihm eins gekauft. Das Geld dafür hatte ich. Er ist mittlerweile zwölf Jahre und hat noch immer keins und es war auch nie mehr ein Thema. Wenn in der Schule gemobbt wird, hat das nie materielle Gründe, das ist nur vorgeschoben. Mobbende Kinder, tun dies natürlich nur um sich selbst aufzuwerten und jemand anderen abzuwerten. Es ist selbstverständlich, dass wir als Eltern nur das Beste für unsere Kinder wünschen und im Normalfall erfüllen wir auch gerne ihre Wünsche. Es ist auch als Nicht-Hartz-IV-Empfänger schon schwierig, das rechte Maß zu finden und zu wahren und Eltern müssen das Nein-Sagen lernen, was zugegebenermaßen eine schwierige und nerv tötende Angelegenheit sein kann, wenn die Kids kein Nein kennen. Wenn wir jedoch arbeitslos sind, ist das nicht mehr möglich und auch unsere Kinder müssen einen Zwangskurs zum Thema Sparen belegen. Vollkommen natürlich ist die Tatsache, dass Ihre Kinder Probleme haben sich an die Situation, plötzlicher Armut zu gewöhnen. Sprechen Sie mit Ihren Kindern und gehen Sie mit gutem Beispiel voran. Lediglich der Vollständigkeit halber erwähne ich hier, dass Sie Kleinkinder nicht in Ihr Thema Armut einbeziehen. Sie brauchen das gar nicht mitzubekommen. Schließlich gehen Sie diesbezüglich nicht von einem Dauerzustand aus.

Ich selbst habe meinem Sohn beispielsweise zum 13. Geburtstag ein Smartphone versprochen, damit kommen wir beide gut zurecht. Zu diesem Zeitpunkt wird er älter und reifer sein. Schließlich ist es nicht damit getan, nur das Gerät anzuschaffen. Neben dem finanziellen Aspekt birgt die stetige Möglichkeit ins Internet zu gehen ja auch Gefahren für die Kinder, die nicht außer Acht zu lassen sind. Außerdem habe ich bei dieser Vorgehensweise die Möglichkeit das erforderliche Geld dafür über einen gewissen Zeitraum anzusparen. Zusätzlich muss man bei einer solchen Anschaffung auch bedenken, dass es laufende Kosten zu bedienen gibt. Eine solche Vorgehensweise birgt noch weitere Vorteile, die ganz nebenbei herbeigeführt werden: Das Kind erlebt das

Einhalten eines Versprechens und Beständigkeit auch in Krisen-zeiten. Ansonsten hilft Beharrliches *„Das brauchen wir (jetzt) nicht!"* Kinder verfügen über sehr feine Antennen, wenn es da-rum geht fehlende Authentizität bei Erwachsenen, insbesondere bei ihren Eltern und Erziehern, aufzuspüren. Sie reagieren um-gehend darauf und legen, wenn auch unbewusst sofort den Fin-ger in die Wunde.

Ganz allgemein halte ich es so, dass ich nach Möglichkeit keine bindenden kostenintensiven Verträge mehr eingehe. Auf diese Weise habe ich immer die Möglichkeit, von jetzt auf gleich Aus-gaben einzudämmen, falls es notwendig sein sollte.

TIPP:
Überprüfen Sie beständig in Ihren eigenen Gedanken und Hand-lungen, wenn Sie zum Einkauf in die Stadt gehen, ob Sie spar-sam sind, oder ob da immer noch ein nagender Kaufwunsch herrscht. Neigen Sie zum Kaufzwang, ist professionelle thera-peutische Hilfe angeraten.

Um für sich selbst das Gefühl zu haben, dass Sie Ihre Finanzen im Griff haben, ist es notwendig, dass Sie sich vor Augen halten, dass Ihre Ausgaben geringer sein müssen, als Ihre Einnahmen. In Ihrer derzeitigen Situation, als Arbeitslosengeld- oder Hartz-IV-Empfänger, können Sie die Höhe Ihres Einkommens nicht selbst bestimmen. Schlimmstenfalls haben Sie zudem das Pech, einen Sack Schulden mit sich herumzutragen, den Sie sinnvollerweise loswerden sollten. Machen Sie nicht den Fehler zu denken, dass im kommenden Monat neues Geld kommen wird. Das fehlt Ihnen ja ansonsten im Folgemonat. Außerdem haben Sie dann keinen Cent übrig für ungeplante Ausgaben. Und das bei einem ohnehin schmalen Budget. Sonst lernen Sie nie, wie es ist Geld zu haben und somit ein selbst bestimmtes Leben zu führen. Was Sie nicht haben, können Sie nicht ausgeben. Jetzt ist nicht die Zeit für Ansprüche. Jetzt ist die Zeit gekommen, Ihre Finanzen zu ordnen und zu pflegen. Ich kann Ihnen versichern, dass es ein bereicherndes Gefühl ist, am Ende des Monats sogar bei Hartz-IV-Bezug noch Geld übrig zu haben. Dabei ist es vollkommen gleichgültig, um wieviel es sich handelt.

Merke:
Geben Sie auf keinen Fall mehr Geld aus als Sie haben. Leihen Sie sich nichts! Auch nicht bei Bekannten und überziehen Sie niemals Ihr Konto. Das schaffen Sie! Sie kommen mit dem Hartz-IV-Geld aus!

Ein weiterer Denkfehler von Menschen, die *„nie Geld haben"*, ist zu glauben, dass sie nur sparen können, wenn sie nur mehr Geld hätten. Und natürlich, wie sollte es anders sein, sie vergleichen ihren Besitz mit dem anderer Leute, was generell ein riesengroßer Fehler ist. Sehen Sie stattdessen zu, dass Sie mit dem was Sie zurzeit haben zurechtkommen. Lassen Sie sich nicht täuschen.

Das meiste ist auf Pump gekauft und gehört letztlich dem Geldgeber, sprich Bank oder Sparkasse. Und seien Sie froh, dass Sie nun derart gewaltige, monatliche Belastungen nicht mehr bezahlen müssen.

Als Tipp an dieser Stelle: Kaufen Sie weniger als Sie ursprünglich vorhatten. Sie werden staunen, wie wenig man wirklich zum Leben benötigt. Vielleicht verspüren Sie Widerstände bei dieser Aussage. Für diesen Fall bitte ich Sie zu bedenken, dass ich dies nicht aus der Perspektive einer Person schreibe, die sich kurzzeitig freiwillig für ein Hartz-IV-Leben entschied, um etwas auszuprobieren. Ich habe über Jahre davon leben *müssen.*

Überlegen Sie nun konkret, wie Sie noch sparen können. Nehmen Sie dazu Ihre Ausgabenliste zur Hand und setzen Sie den Rotstift an! Dazu gehören auf jeden Fall unnötige Versicherungen. Sollten Sie noch Lebens- oder Rentenversicherungen haben, stellen Sie sie sofort beitragsfrei. Überprüfen Sie die Versicherungssumme Ihrer Hausratversicherung. Wenn Sie Ihre bisherige großräumige Wohnung aufgeben müssen, benötigen Sie nur eine kleine Versicherungssumme für Ihren Hausrat. Ob Sie überhaupt eine Hausratversicherung benötigen, müssen Sie für sich entscheiden. Bei einer privaten Haftpflichtversicherung stellt sich diese Frage nicht. Es ist die wichtigste Versicherung für Sie. Hier ist es wichtig darauf zu achten, dass Sie in dieser Versicherung eine möglichst niedrige Selbstbeteiligung und möglichst hohe Versicherungssummen wählen; notfalls stellen Sie sie um. Sie müssen in der Lage sein, die Selbstbeteiligung im Schadenfall mit Leichtigkeit zu bezahlen. Weiterhin empfehle ich hier eine monatliche Beitragszahlung, damit Sie die Prämie monatlich mit

Leichtigkeit bezahlen können. Das gibt Ihnen den Vorteil im Monat Januar, wenn alle Versicherungsprämien, Beiträge und Nachzahlungen an Energieversorger zu leisten sind, kein zu großes Loch im Portemonnaie zu haben. Mittlerweile gibt es auch Anbieter, die keine Zuschläge für eine monatliche Zahlung verlangen. Insgesamt sollten Sie sich nicht der Illusion hingeben, in kurzer Zeit wieder voll finanziell auf Ihren Füßen zu stehen und deshalb alle monatlichen finanziellen Belastungen nicht zu reduzieren. Regeln Sie diese Angelegenheiten am besten sofort!

Ein anderer Bereich, der sich hervorragend zum Geldeinsparen eignet, ist das Thema Telekommunikation. Als Hartz-IV-Empfänger muss man sich ganz einfach die Frage stellen, wie viele Telefone / Handys, Tablets und so weiter benötigt eine Familie eigentlich. Die Frage von Kindern und Handys habe ich schon behandelt. Aber auch bei Ihnen als Erwachsenen besteht in aller Regel noch Einsparpotenzial. Es ist empfehlenswert in dieser Zeit, in der Sie beruflich oder möglicherweise auch privat nicht (mehr) so gefragt sind und entsprechend weniger telefonieren, zu überlegen, ob es sich für Sie lohnt auf ein Prepaid-Telefon umzustellen, damit Sie teuren Vertragsbindungen entkommen. Rechnen und vergleichen Sie!

Möglicherweise wird Ihnen bewusst, wie viel ungetragene Kleidung noch in Ihrem Schrank hängt; wie viele Lebensmittel nicht gegessen werden und ihr Dasein in der Mülltonne beenden. Sie werden wahrscheinlich feststellen, dass Sie zahlreichen ungenutzten Krimskrams in Ihren Räumen aufbewahren. Dazu gehört auch Spielzeug Ihrer Kinder, das nicht bespielt wird, sondern nach kurzer Zeit unbeachtet in irgendeiner Ecke liegt. Niemandem fällt auf, wenn diese Dinge plötzlich verschwunden sind. Verkaufen Sie diese Dinge. Noch besser ist es natürlich, solch kurzlebigen Krempel erst gar nicht mehr zu kaufen. Auch Ihrem Geldbeutel wird dies gefallen.

Was Sparen betrifft, bin ich in meiner Hartz-IV-Zeit wohl zum Hardliner geworden. Deshalb gehört für mich auch die Sinnlosigkeit eines eigenen Autos für Hartz-IV-Empfänger klar zu der Kategorie: Einsparen. Ein eigenes Auto kostet Geld; aus meiner Sicht zu viel Geld für Hartz-IV-Empfänger. Da werden neben Kraftstoff- und Wartungskosten, Beiträge für Versicherungen und die KFZ-Steuer fällig. Das alles sind Kosten, die regelmäßig bezahlt werden müssen und mit Sicherheit erhöhen diese Ausgaben bei einem schmalen Geldbeutel das Gefühl von Sorgen. Etwas, dass Sie in Ihrer derzeitigen Lebenssituation sicher nicht gebrauchen können. Darüber hinaus läuft man bei einem eigenen fahrbaren Untersatz, der über ein Fahrrad hinausgeht, Gefahr, sich abzulenken, indem man unnütz durch die Gegend fährt. Zu viel Ablenkung führt nicht selten zu Verdrängung von Problemen und hilft Ihnen nicht dabei wieder gut auf die Füße zu kommen. Aber wie gesagt: Dahingehend bin ich Hardliner. Außerdem kommt man mit öffentlichen Verkehrsmitteln fast überall hin. Und als Hartz-IV-Empfänger erhält man diesbezüglich auch noch Vergünstigungen. Wenn Sie wieder einen adäquaten Job gefunden haben, finden sich gewiss auch wieder Lösungen für einen fahrbaren Untersatz.

Versuchen Sie dem Sparen Spaß abzugewinnen. Ich versichere Ihnen, es funktioniert. Mir macht Sparen heute richtig Spaß, - ohne dabei geizig zu sein. Ich erinnere mich gut daran, wie ich regelmäßig zum *„billigen Versorgungseinkauf"* loszog. Ich kaufte grundsätzlich keine Markenartikel mehr, mied bestimmte Läden kategorisch. Dazu gehörten ganz sicher Feinkostgeschäfte und auch Supermärkte, bei denen allein das Durchstreifen bestimmter Abteilungen zum Kaufen antörnt. Anfangs auch, um nicht in Versuchung zu geraten. Aber mal ehrlich, wer braucht wirklich Feinkost? Keine Frage, Feinkost und Spezialitäten aller Art sind einfach himmlisch! Nur, zum Überleben, Sattwerden und für eine ausgewogene Ernährung sind diese Köstlichkeiten vollkommen unnötig. Für Ihren Geldbeutel bedeuten Ausgaben dieser Art hingegen eine Katastrophe. Ein ungeplanter und unnötiger 50,00 Euro-Einkauf reißt ein tiefes Loch in Ihre Haushaltskasse; Geld, das Ihnen wahrscheinlich am Monatsende fehlen wird. Spätestens jedoch, wenn Sie etwas kaufen *müssen*, weil ein Gebrauchsgegenstand defekt ist oder Ihre Kinder ein Medikament benötigen, das nicht von der Krankenkasse gezahlt wird. Oder sie brauchen vielleicht einfach neue Schuhe. Das brauche ich Ihnen nicht zu sagen, Sie wissen es selbst. Aus meiner Sicht kaufen Sie am besten in einem 08/15-Supermarkt ein; genau dort, wo die meisten Deutschen einkaufen. Und wenn Sie Obst und Gemüse kaufen wollen, schauen Sie ob die Sachen frisch sind, Sie anmachen und der Jahreszeit gemäß sind. Denn auch dies hat natürlich Auswirkungen auf den Preis. Ob Sie sich ausschließlich für Bio-Lebensmittel entscheiden, ist neben der Größe des Geldbeutels eine Einstellungsfrage.

Ich kann Ihnen hier schreiben, wie ich diese Sache gehandhabt habe. Zu Beginn musste ich das Billigste nehmen und das war auf keinen Fall Bio. Später wollte ich um jeden Preis sparen, also kaufte ich auch dann kein Bio. Zudem habe ich eine sehr gespaltene Einstellung zu Bio-Nahrungsmitteln. Skandale um Lebensmittel machen mittlerweile auch bei Bio-Produkten nicht mehr Halt. Heutzutage gilt ja tatsächlich: Wo Bio draufsteht, ist längst nicht immer Bio drin! Bekanntermaßen kann in Deutschland die Nachfrage nach Bioprodukten nicht ausschließlich mit Produkten aus Deutschland bedient werden. Es müssen also Bio-Nahrungsmittel importiert werden. Ökonomisch ist das auch nicht, um nur einen Punkt zu nennen, der den Einkauf für mich unattraktiv macht. Ein weiterer Makel ist, dass zahlreiche Bio-Produkte ebenso wie herkömmliche Lebensmittel in Plastik eingeschweißt sind. Auch hier ist ja hinlänglich bekannt, dass dies wegen der enthaltenen Weichmacher ungesund ist. Man kann auf diverse Lebensmittel auch einfach verzichten, wie beispielsweise zu viel Fleisch, Fertiggerichte und so weiter. Als Mutter und Hausfrau befürworte ich dies sowieso, da es Besseres gibt.

Ich finde, wenn es einem wieder gutgeht, und man wieder Geld verdient, kann man sein Geld auch wieder für Leckereien der anderen Art ausgeben.

Preisbewusst einzukaufen und wirklich nicht zu zögern Preise für dieselbe Sache zu vergleichen lohnt sich. Das Wort Schnäppchenjäger mag sich ja schrecklich anhören. Nur gebe ich zu bedenken, dass Sie in Ihrer derzeitigen Situation nicht in der Position sind, derartige Empfindlichkeiten auszuleben. Ich selbst ärgerte mich andauernd darüber, wenn ich für einen x-beliebigen Artikel in unterschiedlichen Geschäften ebenso unterschiedliche Preise vorfand. Eine Angelegenheit, die ich in meinem früheren Leben ignoriert hätte (wenn es mir denn überhaupt aufgefallen wäre). Ich bin also losgezogen und habe verglichen, bevor ich kaufte und zwar alles. Ich kaufte gute Sachen, die reduziert waren. Was ich heute übrigens immer noch praktiziere und zwar für jeden Lebensbereich. Jedenfalls freue ich mich über jedes Schnäppchen, auch wenn es unter Umständen einiges an Rennerei bedeutet.

Vom preisbewussten Einkauf ist es natürlich nicht weit zum *Selberkochen*. Auch dies ist eine supertolle Möglichkeit zu sparen. Ich habe selbst erfahren, wie viel Geld ich mit Selberkochen spare. Früher, also in meinem Leben vor meinen Zusammenbrüchen aß ich fast ausschließlich in Restaurants. Speisekarten rauf und runter essen; wahllos etwas bestellen um später oftmals nicht mehr zu wissen, was ich eigentlich gegessen hatte – ganz zu schweigen vom Geschmack. Dafür ist doch eigentlich jeder Restaurantbesuch zu teuer. Das jedenfalls empfinde ich heute.

Also machte ich mich aus der Not heraus daran zu kochen. Anfangs rührte ich nur irgendwas zusammen. Das schrieb ich ja bereits. Doch mit zunehmendem Alter meines Kindes wuchsen auch die Ansprüche ans Essen und die Brei-Nummer war nicht mehr gefragt. Als es mir gesundheitlich besser ging, fing ich an einfache Rezepte nach zu kochen und ich begann zu backen. Zuerst buk ich Brot und irgendwann konnte ich sogar blitzschnell Kuchen backen. Eine Tätigkeit, die ich zeitlebens gehasst hatte. Heute kann ich nicht mal mehr sagen, wann es begann mir Spaß zu machen. Jedenfalls spürte ich irgendwann, wie ich Speisen nicht nur nachkochen wollte. Stattdessen probierte ich Neues aus; überlegte, was wie zusammenpassen könnte. Und ich erntete den Beifall meines Sohnes, der mit Begeisterung alles verputzte. Eine wunderschöne Nebenwirkung ergab sich. Mein Sohn fing an in der Küche zu experimentieren, - mit Erfolg. Von da an haben wir gemeinsam schon viele schöne Stunden mit Kochen und Backen verbracht. Ganz ohne Geschrei nach PC-Spielen und Fernsehen. Spielerisch kamen wir uns wieder näher und konnten in dieser Zeit auch große Teile von Hass und Ablehnung hinter uns lassen. Echte Gespräche begannen Einzug zu halten. Rückblickend glaube ich, dass es unter anderem durch meine entdeckte Freude am Kochen geschah. Zu viel mehr war ich ja zu Beginn nicht in der Lage. Ich wurde sozusagen unbeabsichtigt zum Vorbild, wie man seine Zeit schön gestalten kann, ohne dass auch nur ein einziges Mal das Thema „kein Geld haben" auf dem Plan gestanden hätte. Alles, was wir kochen und backen essen wir mit Genuss. Sollten wir heute doch mal auswärts essen, fällt es mittlerweile schwer, uns Begeisterungsstürme ob eines tollen Essens zu entlocken (Pizza nicht eingeschlossen).

Neben dem angenehmen Aspekt des Geldsparens bringt das Selberkochen Ihrer Gesundheit nur Vorteile. Selbst zubereitetes Essen mit frischem Gemüse ist wesentlich schmackhafter und gesünder als Fertiggerichte. Und als Sozialhilfe-Empfänger hat man ja nun auch genug Zeit qualitätsbewusst und gleichzeitig preiswert einzukaufen, um die Nahrungsmittel anschließend auch selbst zuzubereiten. Wie wir ja mittlerweile verinnerlicht haben, sind Restaurantbesuche ja sowieso ersatzlos gestrichen. Dazu gehören selbstredend auch Fast-Food-Lieferanten jeglicher Art. Sollten Sie ein Kochneuling sein, werden Sie nach etwas Übung feststellen, dass Ihnen Ihr selbst zubereitetes Essen, neben der Tatsache des Spareffektes, auch noch besser schmeckt.

Sogar das Kaufen von Kochbüchern können Sie sich sparen. Im Internet findet sich für jeden, - Anfänger und Fortgeschrittene - das passende Rezept.

Neben den positiven Auswirkungen auf die Familienbildung und dem guten Spareffekt gibt es einen weiteren Vorteil, den das Selbstkochen mit sich bringt. Dabei handelt es sich um das Gefühl, sich selbst versorgen zu können. Durch das Kochen werden Sie schöpferisch tätig. Sie erschaffen etwas, was Sie darüber hinaus auch noch für sich selbst verwerten können (vorausgesetzt, es ist essbar - falls nicht -, hilft üben. Irgendwann gelingt es schon). Ohne dass Sie daran arbeiten müssen, stärkt es Ihr Selbstvertrauen und somit schlussendlich auch Ihren Selbstwert. Sagen Sie niemals, wenn Sie kochen: „Ich kann nichts", oder: „Das hat keine Bedeutung im Leben." Sich selbst Nahrung zubereiten zu können ist eine Kernkompetenz. Etwas, das Sie *schon können*. Ich rede hier nicht davon, sich ein Fertiggericht in den Backofen zu schieben. Belächeln Sie es nicht! Nutzen Sie jede Gelegenheit Ihr Selbstvertrauen zu stärken. Auch der kleinste Schritt, herauszufinden was Sie können und wollen, hilft Ihnen dabei Ihr Selbstvertrauen und damit auch Ihren Selbstwert (wieder) aufzubauen – immer mit dem Ziel selbst Geld zu verdienen, damit Sie aus der staatlichen Abhängigkeit herauskommen.

Vielleicht kann dieses Büchlein als Gesamtwerk dazu beitragen und inspirieren, selbst den Kochlöffel zu schwingen. Zweiflern sei gesagt: Man kann alles lernen und kochen kann wirklich Spaß machen. Falls Sie Kinder haben, können Sie Ihren Kindern frische Speisen zubereiten, von denen Sie auch wissen, was darin enthalten ist. Darüber hinaus können Sie mit Ihren Kindern gemeinsame Zeit verbringen. Zeit, die nicht vor der Glotze verbracht werden muss. Strahlende Kinderaugen für die gemeinsam verbrachte Zeit sind doch ein schönes Geschenk und machen letztlich auch die Hardliner unter uns glücklicher.

Auf kurz oder lang mag in Ihnen die Frage auftauchen: *Warum überhaupt sparen?* Sie sind vielleicht krank, pleite, arbeitslos und oder Hartz-IV-Empfänger und fragen sich, ob das alles überhaupt noch Sinn macht. Vielleicht sind Sie auch schon älter und desillusioniert, was Zukunft und Perspektive betrifft. Alles verständlich! Hier wird nichts und niemand verurteilt. Ich selbst bewegte mich schon in der Ära 50+, als ich abstürzte und mich aufmachte um meinen neuen Weg zu finden. Da man in aller Regel im Vorhinein nicht weiß, was die Zukunft bringt und wie der neue Weg aussehen wird, ist es außerordentlich ratsam auch ein paar Euro in der Tasche zu haben, - vielleicht für eine Weiterbildung, die gerade mal nicht von der Agentur für Arbeit gezahlt wird, die Sie aber trotzdem gerne für sich nutzen möchten. Wenn Sie beispielsweise einen Kurs bei der Volkshochschule belegen, der Sie einfach interessiert und Ihnen Spaß macht, erhöht dies Ihr Selbstvertrauen. Es ist eine Maßnahme, die Sie aus Ihrem *eigenen Vermögen* heraus geleistet haben. Außerdem steigert es ganz nebenbei Ihr Gefühl für Ihren eigenen Wert, also Ihren Selbstwert. Diese Ausführungen sollten, so denke ich, genügen, um zu verdeutlichen, warum Sparen auch in Ihrer Situation Sinn macht.
Vom *Sparen-Müssen* sind alle Familienmitglieder betroffen. Ja, Sie lesen richtig - alle, somit auch Ihre Kinder. Das ist schwer, ich weiß. Wünschen wir unseren Kindern doch immer das Beste,

und dass es ihnen auch finanziell an nichts mangelt. Folgendes möchte ich hier zu bedenken geben: Unser aller Leben, bzw. Lebenswege unterliegen Schwankungen – sogenannten Berg- und Talfahrten. Wir wissen das. Und doch wollen wir genau dies in unserem eigenen Leben nicht haben. Jeder möchte, dass es immer nur aufwärts geht. Die Talfahrten sollen ruhig die anderen erleiden. Auch deshalb ist es wichtig, dass auch Ihre Kinder lernen, dass man in Krisenzeiten zusammenhält und die Stärke entwickelt, dass eine Lebenskrise, auch eine gewaltige finanzielle Krise, eine vorübergehende Angelegenheit ist. Und je besser alle an einem Strang ziehen, desto leichter wird sie erfolgreich überstanden. Das nennt man Lebensschule. Es wird ihre Kinder stärken, wenn sie auf ihrem Lebensweg lernen, dass es wichtig ist zu sparen, somit vorhandene Kräfte im Familienverband zu bündeln, damit ein neues Fundament gesetzt werden kann. Ein Fundament, das zukunftstauglich(er) ist. Wenn Ihre Kinder aus dieser Krise lernen, dass Sie es geschafft haben, wieder erfolgreich vorwärts gehen zu können in Ihrem Leben, können Sie sicher sein, dass Ihre Kinder das Rüstzeug erhalten, um selbst derartige Krisen meistern zu können. Zeigen Sie also Ihren Kindern wie es geht. Obendrein ist es ungeheuer wichtig, dass Sie Ihnen auch sagen, dass Ihr Absturz nur ein vorübergehender Zustand ist! In diesem Zusammenhang ist es von großer Bedeutung, dass Sie niemals sagen, wir sind arm, oder wir haben kein Geld.

Trauen Sie sich auch ruhig zu sagen: *„Ich arbeite daran, dass es wieder bergauf geht. Allerdings geht es möglicherweise nicht sofort, dass ich wieder Geld verdiene."* Eine solche Aussage hilft Ihren Familienmitgliedern ebenso, wie Ihnen selbst, den Druck herauszunehmen. Arbeiten Sie an Ihrer Einstellung, dass diese Talfahrt vorübergehend ist. Es sind Ihre Gedanken und Emotionen, die Sie unten halten! Die Aussage: Ich/wir haben kein Geld", ist nahezu tödlich. Außerdem stimmt sie nicht, wenn Sie Hartz-IV beziehen. Sie haben Geld. Es besteht lediglich ein Mengenthema. Mit dem Arbeitslosengeld können Sie alles *Not-wendige* bezahlen.

Auch empfehle ich Ihnen, Ihre Wortwahl in Sachen Geld zu überprüfen und gegebenenfalls ins Positive zu verändern. Hier einige Beispiele:

> **Zurzeit habe(n) ich / wir etwas weniger Geld.**
> **Zurzeit brauche(n) ich / wir nichts zu kaufen.**
> **Zurzeit möchte(n) ich / wir kein Geld dafür ausgeben.**
> **Ich / Wir habe(n) genug Geld zum Leben.**
> **Ich / Wir habe(n) alles, was ich / wir benötigen.**

Natürlich wäre es schön für Sie, wenn Sie in dieser entsetzlichen Lebenssituation einfach einmal für eine Weile den ganzen Absturz hinter sich lassen könnten, indem Sie beispielsweise verreisen. Auf einer Reise kann man zur Ruhe kommen und neue Eindrücke sammeln, die auch einem Neuanfang dienlich sind. Nur leider kollidiert die Investition in eine Reise in aller Regel mit dem Inhalt des eigenen Geldbeutels. Gibt es also keine edlen Spender in Ihrem Leben, werden Sie dies auf später verschieben und auf andere Weise aus dem Schlamassel herauskommen müssen. Mithilfe der von mir beschriebenen 10 Schritte zum Beispiel. Ihren Kindern jedoch können Sie einmal im Jahr eine Reise gönnen. Den zuständigen Jugendämtern steht ein Geldtopf für Kinder- und Jugendreisen zur Verfügung (Stand 2015). Ein Anruf lohnt sich. Aus eigener Erfahrung kann ich sagen, dass das Reiseangebot ausgesprochen vielfältig und für Kinder sehr schön ist. Also, nichts wie ran!

Schritt 6
Ruhe – Und Gedankenhygiene und Mentalarbeit

Lieber Leser, wie Sie wissen, basiert dieser Ratgeber in erster Linie auf den Erfahrungen aus meiner eigenen Betroffenheit heraus. Allerdings gehört zu meinem Genesungsprozess auch meine langjährige Erfahrung, sowie mein Wissen und Können als Coach und Trainerin. Der Ratgeber ist aus der Praxis für die Praxis geschrieben. Alle aufgeführten 10 Schritte sind erprobt. Jeder dieser Schritte ist als gleichwertig zu betrachten. Sie sind wichtig und erforderlich, um wieder ein gesundes und geordnetes Leben führen zu können. Und doch gehört dieser Punkt – Gedankenhygiene und Mentalarbeit - zu den elementaren Veränderungen in Ihrer Einstellung, die notwendig ist, um wieder ein geordnetes Leben führen zu können. Sie brauchen nicht zu erschrecken, hier geht es nicht darum Ihnen etwas aufzuzwingen oder Sie einer

Gehirnwäsche zu unterziehen. Hier geht es einzig um das, was Sie denken und glauben, - Ihre Überzeugungen, - denn das ist genau das, was Sie derzeit in Ihrem Leben vorfinden, beziehungsweise nicht vorfinden! Ihre Erlebnisse und Ihre Ergebnisse. Ihre derzeitige Lebenssituation spiegelt ganz einfach Ihr Innenleben wieder. Und um es noch einmal in Erinnerung zu bringen, Sie wären nicht pleite, krank oder gar Hartz-IV-Empfänger, wenn in Ihrem Leben alles im Lot wäre!

Das mag sich im ersten Moment für Sie recht abenteuerlich anhören. Vielleicht sagen Sie: „Moment mal, ich wollte nicht arbeitslos werden", – „Ich wollte nicht krank werden", – „Ich wollte mein Hab und Gut nicht verlieren", - „Ich wollte nicht, dass meine Geschäftspartner ihre Rechnungen nicht bezahlen", – „Ich wollte nicht, dass meine Paarbeziehung in die Brüche geht", – „Ich wollte keine Schulden haben,". Diese Aufzählung lässt sich beliebig fortsetzen. Tun Sie dies jetzt am besten für sich selbst. Und zwar schriftlich! Werfen Sie diese Aufzeichnungen nicht weg, sondern heften Sie sie in Ihre Mappe. Auf diese Weise können Sie die Aufzählung jederzeit erweitern, beziehungsweise Themenbereiche, die Sie bereits in Ordnung gebracht haben, streichen. Die tägliche Arbeit, das wiederholte Durchlesen und die Auseinandersetzung mit Ihrer persönlichen Situation setzen neue Impulse in Ihnen frei, wenn Sie dies aus einem Gefühl der Ruhe heraus tun. Gestatten Sie sich am Ende immer auch die Fragen: *„Stimmt meine Sicht wirklich?" –„Ist das stimmig, was ich hier denke / glaube / fühle?"*

Ist irgendetwas nicht stimmig oder Sie verspüren körperliches Unwohlsein oder andere unangenehme Gefühle, dann sind Sie entweder auf dem Holzweg, oder Sie müssen noch tiefer graben, um an des Pudels Kern zu gelangen. Gehen Sie diesen Symptomen nach. Verdrängen Sie sie nicht!

Nehmen Sie ein separates Blatt zur Hand und schreiben Sie die dazugehörenden neuen Gedanken auf, ohne sie zu werten. Wenn Sie diese Gedanken und Eindrücke als Fragen formulieren, wird es Ihnen leichter fallen sie aufs´ Papier zu bringen. Auf diese Weise erlauben Sie sich etwas in Ihrem Leben in Frage zu stellen und geraten nicht unter Druck eine bestimmte Denkweise annehmen zu *müssen*. Außerdem gibt eine Frage Ihrem Gehirn auch immer die Möglichkeit mehrere Antworten zu finden.

Mit Ihrer Aussage, dass Sie das alles nicht gewollt haben, haben Sie natürlich Recht. Und auch wieder nicht! Sie ahnen wahrscheinlich schon, worauf ich hinaus will. Richtig, Ihr Glaubenssystem ist das Thema. Ihr Glaubenssystem - also Ihre tiefsten Überzeugungen - ist die Richtschnur, die Ihr Denken und Handeln bestimmt und somit auch die Ergebnisse. Die Ergebnisse spiegeln sich in Ihrer derzeitigen Lebenssituation wieder. Dies gilt bis in die letzte Konsequenz. Es gibt keine Ausnahme! Wie Sie sich denken können, ist das Glaubenssystem auch keine genetische Angelegenheit. Es ist ausschließlich das Erlernte aus Erziehung und Erfahrungen, des gesamten Lebens. Es beinhaltet alle Ihre Erlebnisse und bestimmt darüber wie Sie Ihr Leben sehen, woran Sie glauben und natürlich wie Sie Ihr Leben gestalten, beziehungsweise von außen gestalten lassen. Das geschieht auch ohne Ihr *aktives* Zutun. Und das ab dem Zeitpunkt Ihrer Konzeption (es gibt andere Meinungen, die sagen, dass dies erst ab der Geburt losgeht). Zu diesem Zeitpunkt sind Sie sozusagen eine leere

Landkarte. Von da an prägen alle, wirklich alle Erlebnisse Ihre persönliche Landkarte in Ihrem Gehirn. Im Laufe Ihres Lebens werden Muster angelegt. Muster, die sich wiederholen, Muster, die einmalig sind und wenig Bedeutung haben. Aber es werden genauso Muster angelegt, die vielleicht auch einmalig sind, dafür aber eine hohe Bedeutung für Ihr Leben haben, wie beispielsweise traumatische Erfahrungen. Ein traumatisches Erlebnis wird Sie den Rest Ihres Lebens begleiten, - falls das Trauma nicht aufgelöst wird - auch wenn Sie sich dessen nicht bewusst sind. Wenn dies eine negative Erfahrung im zarten Kindesalter war, so ist die Wahrscheinlichkeit sehr groß, dass Sie sich bewusst nicht daran erinnern. Ihr gesamtes Verhalten wird jedoch darauf abzielen eine Wiederholung dieses Traumas zu vermeiden. Dies ist eine Überlebensstrategie. Überleben, das Elementarste, worauf es im Leben ankommt. Unser aller Wunsch ist es jedoch zu leben, diesen primitiven Wunsch nach Überleben hinter uns zu lassen, um gute Qualität in unser Leben zu bringen. Dies geschieht, indem wir unsere Befähigung Gesundheit, Glück und Erfolg in unser Leben zu bringen, ausleben – unermüdlich wenn es sein muss. Es gelingt nur nicht jedem.

Das Beispiel, das nun folgt ist eines von unendlich vielen. Dieses Thema würde ein eigenes Buch füllen und den Rahmen dieses Ratgebers sprengen. Hier nun das Beispiel, um das oben Geschriebene zu veranschaulichen. Hänschen war mit seinen 5 Jahren das jüngste Kind von drei Geschwistern, 3 Jahre jünger als sein Bruder und 6 Jahre jünger als seine Schwester. Alle drei Kinder bekamen regelmäßig Taschengeld. Die älteren Kinder verlangten von Hänschen das Geld. Hänschen wollte es nicht herausgeben. So bedrohten sie ihn. Als auch dies nicht half, weil er sein Geld berechtigterweise behalten wollte, schlugen und quälten sie ihn und nahmen ihm das Geld weg. Und das regelmäßig wenn es Taschengeld gab. Aus dieser Erfahrung hat Hänschen dauerhaft gelernt. In diesem Beispiel hat er gelernt, dass es sich nicht lohnt eigenes Geld zu haben, weil sein Leben dann bedroht wird. Er kann aber auch gelernt haben, dass ihm sein Geld immer wieder weggenommen wird. Vielleicht hat er aber auch gelernt, dass er, wenn er groß ist viel Geld haben will, dass ihm niemand mehr wegnehmen wird. Dann lebt er möglicherweise in ständiger Angst vor Verlust, Diebstahl oder oder oder. Ein häufig zu beobachtendes Phänomen ist, dass man immer pleite ist, weil man sein Geld ständig ausgeben „muss", bevor jemand kommt, um es einem fortzunehmen. Die Folgen sind, wie man sich vorstellen kann ausgesprochen tragisch. Traumata dieser Art können auch sein, dass man immer den schlechter bezahlten Job bekommt, bei gleicher Qualifizierung. Einfach ausgedrückt steckt hierin auch eine Angst vor Erfolg. Man boykottiert sich selbst so sehr, dass eine bestimmte Einkommensgrenze nicht überschritten wird. Aber Achtung! Das bedeutet nicht automatisch, dass man nicht mehr Geld haben möchte! Wie bereits erläutert, erhalten wir im Leben das, woran wir glauben, und nicht (nur) das, was wir möchten oder denken zu wollen. Wenn sich also trotzdem mal ein Herzenswunsch erfüllt, liegt das daran, dass der Wunsch stärker ist als das boykottierende Glaubenssystem, bzw. es gibt keinerlei Berührungspunkte zwischen dem Wunsch und dem zerstörerischen Glaubenssatz.

Zu weit hergeholt? Nein, ich versichere Ihnen, dass das menschliche Glaubenssystem genau so funktioniert. Was nicht feststeht ist, wie genau das Erlernte verwertet wird, da die individuelle Geschichte eines jeden Menschen unterschiedlich ist und eine maßgebliche Rolle bei der Verwertung spielt. Was ich Ihnen aber auch versichern kann ist, dass Sie, wenn Sie pleite oder verarmt sind, ein ungesundes Glaubenssystem in Sachen Geld oder Besitz allgemein mit sich herumtragen. Dann leben Sie leider in einem Mangelbewusstsein. Und von einem Leben im Mangel ist es nur ein Minischritt zum Armutsbewusstsein. Wahrscheinlich merken Sie das Abrutschen in diese Ebene nicht einmal. Falls Sie dieses Mangel- oder Armutsbewusstsein schon in frühen Kindertagen erlernten, werden Sie sich vermutlich nicht einmal mehr daran erinnern. Auf einmal stecken Sie mittendrin und wundern sich, dass Sie auf keinen grünen Zweig kommen – im Gegensatz zu anderen Menschen. Aber Achtung: Nicht nur Erlebnisse aus Kindertagen lassen unser Glaubenssystem entstehen. Vielmehr zieht es sich durch unser gesamtes Leben. Erlebnisse, Eindrücke, unser Umfeld – alles um uns herum prägt uns. Diejenigen Erlebnisse und Eindrücke, die von uns als besonders prägnant empfunden werden, bilden sozusagen einen roten Faden in unserem Leben und erscheinen dann als unser Glaubenssystem. Das wiederum entsprechende Handlungen und Erlebnisse nach sich zieht. Dazu gehören dem Gesetz der Resonanz gemäß, natürlich auch Menschen. Bei genauerer Betrachtung stellen wir fest, wie sehr sich die daraus resultierenden Handlungen, vor allem aber die Ergebnisse ähneln.

Einen Glaubenssatz könnte man auch als inneren Dialog bezeichnen. Wir führen ständig ein Gespräch mit uns selbst und dass den ganzen Tag. Und wenn man kein Geld (mehr) hat, kreisen die Gedanken und inneren Gespräche natürlich andauernd genau darum.

Hier einige typische Glaubenssätze und Redewendungen für Mangel- und Armutsbewusstsein:

- ✓ Das Geld ist immer weg, bevor der Monat zu Ende ist.
- ✓ Ich habe kein Geld, kein Glück, keinen Erfolg.
- ✓ Ich muss in Billigläden kaufen.
- ✓ Alles ist zu teuer.
- ✓ Andere haben alles, ich habe nichts.
- ✓ Das Geld reicht nie.
- ✓ Mein Konto ist immer überzogen.
- ✓ Das kann ich mir nicht leisten.
- ✓ Ich möchte auch mal gerne alles kaufen können.
- ✓ Ich kann nichts; ich kann nicht wirklich was.
- ✓ Ich bekomme nie einen Job.
- ✓ Beim nächsten Job werde ich auch wieder entlassen, weil …
- ✓ Bei Beförderungen werde ich immer übergangen.
- ✓ Ich habe niemanden / Ich bin allein.

In traditionellen Seminaren, Trainings und Coachings versucht man oftmals diese negativen zerstörerischen Glaubenssysteme auszutricksen, indem man das Positive Denken und daraus resultierend das positive Handeln verstärkt, so dass auch positive Erlebnisse und Ergebnisse erzielt werden können. Man arbeitet an Zielgedanken und Wünschen, um ihnen die Kraft zur Erfüllung zu verleihen. Dagegen ist nichts zu sagen. Der Haken an diesen Methoden ist jedoch, dass deshalb ein negatives Glaubenssystem nicht einfach aufhört seine Arbeit zu tun. Nämlich zu zerstören, günstigstenfalls kontraproduktiv zu wirken. Wenn man also aufhört aktiv positiv zu denken, positive Texte zu lesen und Affirmationen (laut) aufzusagen, nimmt sich das negative Glaubenssystem seinen Raum zurück und erweitert ihn. Natürlich! Es ist anstrengend, ein positiv ausgerichtetes Leben zu führen, das einzig auf täglich zu wiederholenden positiven Affirmationen aufgebaut ist.

Verstehen Sie mich richtig! Ich bin ausgesprochen dafür, positive aufbauende Texte zu lesen und zu verinnerlichen. Helfen sie uns doch oftmals Dinge aus einer anderen Perspektive zu sehen. Das allein kann schon dazu beitragen unsere Sorgen zu mindern und sogar Lösungen zu finden. Liegen wir aber platt wie eine Briefmarke am Boden, so nützen uns die positiven Texte wenig, wenn nicht gar nichts mehr. Auch hier spreche ich aus eigener Erfahrung. Ich bin wirklich „Positiver-Text-und-Visualisierungstechnik-gestählt". Aber als bei mir gar nichts mehr ging, konnte ich das Gewäsch von *„Aus der Zitrone Zitronenlimonade machen"* und so weiter, nicht mehr hören. Auch die Leistungen der *„Superhelden"*, die Kraft ihres superstarken Willens ihre Anstrengungen, wie auch immer geartet, verdoppelten und plötzlich wie ein Phönix der Asche entstiegen, um allen vom Berggipfel aus fröhlich zuzuwinken, konnte ich nicht mehr ertragen. Zeigten sie mir doch umso deutlicher, was für eine Looserin ich selbst geworden war. Bei mir nützte das zu jenem Zeitpunkt gar nichts mehr!! Von lästigen Affirmationen hatte ich mich schon Jahre zuvor verabschiedet. Netter Versuch, das war es, was bei mir und zahlreichen meiner Klienten davon übrig blieb, seit ich meine eigene Technik entwickelt und angefangen hatte erfolgreich anzuwenden.

Merke:
Je tiefer man gestürzt ist, desto umfangreicher sind die zerstörerischen Glaubenssätze in einem Menschen. Da braucht es starke Geschütze, derartige Glaubenssysteme zu verändern! Die gute Nachricht: Ihr Glaubenssystem ist jederzeit veränderbar!

In Zeiten von Erfolg sind wir gerne bereit das zu glauben. In Zeiten jedoch, in denen wir uns in einer Abwärtsspirale befinden, wollen wir lieber andere Menschen und Situationen verantwortlich machen. Alles verständlich. Es ist jedoch fundamental falsch und bringt Ihnen letztlich rein gar nichts. Wenn Sie von der Erfolgs-Leiter gefallen sind, wobei aus meiner Sicht Erfolg alle Lebensbereiche einschließt, dann hat das mit Ihnen selbst zu tun. Es gibt keine Zufälle, dass Sie da sind, wo Sie sich zurzeit befinden. Deshalb lade ich Sie nun zu einer weiteren Übung ein.

Übung:

Stellen Sie eine Liste zusammen, gerne in Anlehnung an die obigen Beispiele zum Thema Ihrer persönlichen finanziellen Situation. Schreiben Sie dazu Ihre persönlichen Überzeugungen bezüglich Ihres Privatlebens untereinander auf. Das Gleiche tun Sie mit Ihrer beruflichen Situation. War es beispielsweise in der Vergangenheit leicht für Sie den Job zu bekommen, den Sie wollten? Oder wurden andere immer bevorzugt? Erhielten Sie das von Ihnen gewünschte Gehalt? Wurden Sie bereits mehrfach arbeitslos? Sind Sie immer derjenige, den es trifft? Gab es eine Zeit, in der es finanziell nur aufwärts ging? Wenn ja, was genau ging wann schief?

Nun schreiben Sie Ihren finanziellen Lebenslauf bis heute. Wichtig dabei die Entwicklung. Dazu gehört auch, wie Sie mit Ihrem ersten selbst verdienten Geld umgingen. Haben Sie je Geld gespart oder war am Monatsende immer alles futsch? Erhöhten sich Ihre Einkünfte im Laufe Ihres beruflichen Werdeganges konstant oder gab Rückschläge, wo Sie sich mit weniger Gehalt zufrieden gaben? Stagnierte Ihre finanzielle Entwicklung oder begann irgendwann sogar ein stetiger Abwärtstrend. Während Sie auf diese Weise Ihre einzelnen Lebensstationen unter einem finanziellen Blickpunt betrachten, werden Sie einen roten Faden erkennen. Dieser rote Faden sind Sie, beziehungsweise zeigt er Ihre Einstellung zu Geld und nicht zuletzt auch zu Ihrem Leben. Trauen Sie sich auch, die Frage zu stellen, ob so manche andere Entscheidung Ihrerseits Ihr Leben anders beeinflusst hätte. Oder ob Sie wieder genauso handeln würden in Ihren finanziellen Belangen. Schreiben Sie alles auf und lassen Sie Ihre Emotionen zu, die dabei unweigerlich hochkommen! Sie sind der Weg mit Ihren negativen Glaubenssätzen aufzuräumen und eine gesündere Einstellung zu Ihren Finanzen zu bekommen. Sie werden in Ihrem Leben genau wie andere auch, Fehler gemacht haben. Es hört sich blöd an, aber Fehler gehören zum Leben. Wenn man sie erkennt, kann man daraus lernen. Lernen für die Zukunft. Und bedenken Sie: Die meisten Fehler lassen sich korrigieren und deshalb besteht kein Grund sich mit Selbstvorwürfen zu martern. Mit den hochkochenden Emotionen führen Sie den bereits mehrfach erläuterten Emotionalen Stressabbau durch.

Wenn Sie mit der Übung fertig sind, ist es sinnvoll, die Handlungsimpulse, die Sie in diesem Zusammenhang empfinden, aufzuschreiben und (schrittweise) auszuführen. Was im Übrigen für alle Handlungsimpulse gilt, die für ein Leben Veränderung bringen. Sie kennen sicher die sogenannte 72-Stunden-Regel, der zufolge die Motivation während dieser Zeit die höchste ist, wenn man etwas Neues tun möchte. Danach lässt die Energie dafür schlagartig nach und verpufft. Es empfiehlt sich also, den ersten Schritt, möge er auch noch so klein sein, in diesen ersten 72 Stunden zu tun. Ich selbst habe, wie soll es anders sein, solche Impulse nicht selten ignoriert, aus Angst oder anderen Gründen heraus. Die für mein Leben so wichtigen Impulse gingen wieder verloren. Oftmals erinnerte ich mich nicht einmal mehr daran.

> **Tipp:**
> *Arbeiten Sie in regelmäßigen Abständen, mithilfe Ihre Auf-*
> *zeichnungen an diesen erarbeiteten Handlungsimpulsen. Auf*
> *diese Weise erhalten Sie einen Überblick über Ihre Erfolge.*

Der Vollständigkeit halber füge ich hier einen positiven Text ein. Es empfiehlt sich, ihn mehrmals täglich zu lesen (morgens nach dem Aufstehen und abends vor dem Einschlafen, natürlich auch jederzeit, wenn Sie das Bedürfnis verspüren, sich etwas Gutes für Ihren Geist tun zu wollen. Idealerweise lernen Sie den Text auswendig und sprechen ihn laut. Das Aussprechen erhöht die Wirkung.

Die Aufgabe eines solchen Textes besteht darin, Ihre Gedanken und Ihr Bewusstsein in eine positive, also gesündere Richtung zu lenken. Dieser Text enthält bewusst keine religiösen Aspekte, so dass ihn jeder anwenden kann. Es geht einzig darum, Ihr Gehirn und Ihr Bewusstsein mit positiven Worten zu füllen, so dass sie Teil Ihrer Persönlichkeit, Ihrer Ausstrahlung und somit Ihrer Handlungen werden können.

Es mag sein, dass Sie das nicht tun wollen; Widerstände spüren. Versuchen Sie es trotzdem. Haben Sie aber nach Wochen das Gefühl, dass Sie keinerlei Erfolge verspüren oder es Sie ungeheure Kraft kostet, die Sätze zu sagen, legen Sie den Text für eine Weile beiseite. Es mag sein, dass Sie noch zu kaputt sind für positive Texte. Ich schreibe ganz bewusst das Wort kaputt. Ich selbst war lange Zeit viel zu kaputt, um mich irgendeinem positiven Text überhaupt zu nähern. Mir persönlich hat es bis auf Frust und Misserfolg überhaupt nichts gebracht. Ich glaube, ich wusste intuitiv, dass ich härtere Geschütze benötigte, um aus dieser Katastrophe herauszukommen. Wenn Sie jedoch schon so weit sind, dass Sie sich morgens beim Blick in den Spiegel ansehen können, dann wird es Zeit für die *„Ich-bin-liebenswert-Übung."* Dabei nehmen Sie sich einen Handspiegel und setzen sich bequem hin und schauen sich eine Zeitlang einfach nur an. Schauen Sie sich selbst in die Augen und fühlen, was passiert. Es mag sein, dass Sie das schon gut können, dann fragen Sie sich, was Sie in diesem Menschen sehen, - in diesem Mann, in dieser Frau. Fragen Sie sich, ob es irgendetwas gibt in diesem Gesicht, was Sie kennen und Ihnen vertraut ist. (Vielleicht kommt Ihnen ja die zynische Bemerkung: Ich kenne Dich nicht, aber ich wasche Dich trotzdem, über die Lippen). Alles nicht schlimm, auch das geht vorbei, wenn Sie schön dranbleiben an Ihrer Selbstfindung und Eigenliebe. Der natürliche nächste Schritt lautet dann sich mit direktem Blick in den Spiegel (selbstredend in die Augen und nicht auf die Tränensäcke oder ähnliches) zu sagen: *„Ich bin liebenswert!"* Das Ganze natürlich laut, deutlich und mehrmals. Dies machen Sie idealerweise, wenn Sie ungestört sind, morgens nach dem Aufstehen und abends vor dem Zubettgehen, und zwar über Wochen. Wenn Sie diese Übung noch nicht können, dann brauchen Sie nicht zu verzweifeln. Machen Sie die kleinen Schritte. Oder aber Sie sind ein Kandidat für die härteren Geschütze, wie ich es war. Dann müssen Sie zuerst, die dicken Müllbrocken mithilfe der anderen Schritte und zusätzlichem Coaching oder Psychotherapie wegschaffen.

Bei mir war es so, dass ich mir nicht mehr in die Augen sehen *wollte*. Mein Blick schweifte ständig ab. Heute weiß ich natürlich warum: Weil ich total von meinem Weg abgekommen war. Und mal ehrlich, wenn man sich nicht mehr selbst in die Augen sehen will, dann kann man sich bei der *„Ich-bin-liebenswert-Übung"* auch nicht liebenswert finden, - logisch oder!? Dass andere einen dann auch nicht (mehr) liebenswert finden, brauche ich wohl nicht extra zu erwähnen.

Sollten Sie viel Gefallen an Positiven Texten haben und Positives Denken allgemein für sich entdecken, so ist es vielleicht interessant für Sie zu erfahren, dass Sie sich selbst Texte zusammenstellen können. Themen, die Ihnen gerade wichtig sind. Wichtig dabei ist zu wissen, dass Sie dann immer in der Gegenwart schreiben müssen; so als sei das gewünschte Ergebnis schon eingetreten (Beispiel: Ich habe…, ich bin… und so weiter). Außerdem sollten diese Texte keine Negativaussagen enthalten - also nichts schreiben, was Sie *nicht* wollen. Zu dieser Thematik finden Sie reichlich Literatur in Buchhandlungen und öffentlichen Bibliotheken.

Hier finden Sie „meinen" positiven Text, der mir auch heute noch gute Dienste leistet. Dies ist nur ein Beispiel. Vielleicht benötigen Sie einen anderen - vielleicht tut er Ihnen aber auch gut. Probieren Sie es aus!

Positiver Text

Ich bin liebenswert, wie ich bin.
Ich bin der/die, der/die ich bin. ICH BIN!

Ich bewohne einen gesunden, vitalen und elastischen
Körper. Er hilft mir mich wohl zu fühlen und ist
mir ein treuer Gefährte, um meinen
Lebensaufgaben gerecht zu werden.

Ich gehe voller Mut, Freude, Sicherheit und Ausgeglichenheit in meinem neuen Leben vorwärts. Ich habe
meinen idealen Beruf gefunden, der meine Talente
und Fähigkeiten erstrahlen lässt und mir innere
Zufriedenheit und Erfüllung schenkt.

Die Arbeit meiner Hände und die Pläne meines Lebens
gehen jetzt rasch und leicht der sicheren und
vollkommenen Erfüllung entgegen.

Meine Absicht ist, in jedem Lebensbereich
erfolgreich zu sein. Meine Absicht ist, in all meinen
Unternehmungen sicher zu sein. Meine Absicht ist,
dass ich in all meinen Handlungen Liebe empfange
und Liebe weitergebe. Meine Absicht ist,
dass es mir ausgezeichnet geht.

Ich ziehe jetzt wie ein Magnet die vollkommenen
Ereignisse und Menschen in mein Leben.

Ich erwarte jetzt das beste Ergebnis. Täglich
erhöht sich meine Lebensqualität. Täglich
wird alles besser und besser für mich.
Und das ist so! Dafür danke ich.

(Magdalene Baum)

Schritt 7
Ruhe – Und äußeres Erscheinungsbild und Bewegung

In Ihrer derzeitigen Verfassung ist Ihnen Ihr äußeres Erscheinungsbild aus verständlichen Gründen wahrscheinlich nicht besonders wichtig. Womöglich haben Sie auch kein sonderliches
Interesse an Körperpflege und Sauberkeit. Sie können sich auch
ruhig mal eine Weile gehenlassen. Und was andere über Sie
denken ist Ihnen auch egal, ja genau, Sie spüren es nicht einmal.
Alles richtig. Und doch birgt ein solches Gedankengut und Verhalten auch Unannehmlichkeiten. Und zwar für Sie! Wir alle haben schon vielfach Menschen gesehen, die sich gehenlassen,
plötzlich heruntergekommen aussehen und auch genauso rie-
chen. Was tut der normale Mitbürger? Ja genau, er wendet sich
ab. Das macht es für den Betroffenen nicht leichter, vielmehr

spürt er dann auch noch Ablehnung. Und leider nimmt derjenige sich selbst so nicht mehr wahr. Er spürt nicht mehr, dass er unangenehm riecht, wenn nicht gar stinkt. Also, lassen Sie es nicht soweit kommen. Nur weil man von der Erfolgsleiter gefallen und unsanft auf den Boden geknallt ist, bedeutet dies nicht, dass man ab sofort sein gutes Benehmen und sein gepflegtes und sauberes Äußeres an den Nagel hängen soll! Auch wenn Ihnen buchstäblich alles egal geworden ist. Ich weiß, wie es sich anfühlt morgens nicht mehr aufstehen zu können oder zu wollen; sich im Badezimmerspiegel nicht mal mehr zu sehen, weil alles an Bedeutung verloren hat oder weil man den Blick in die eigenen Augen nicht mehr erträgt. Ein entsetzlicher Zustand. Ich selbst sah mich nicht selten schon unter irgendeiner Brücke hausen. Und das meine ich in keinster Weise abschätzig, sondern das war reine Verzweiflung und Resignation über mein zerstörtes Leben. Wenn man alles verloren hat, darf man auch eine Weile in den Seilen hängen und sich selbst bemitleiden. Es darf nur kein Dauerzustand werden! Deshalb kann ich Ihnen nur empfehlen, dass Sie möglichst rasch wieder dafür sorgen, dass Sie sauber und gepflegt sind – zu Beginn wenigstens das Notwendigste. Waschen Sie sich regelmäßig. Dazu gehören die Haare ebenso, wie geputzte Zähne. Seife und Zahnpasta sind kein Luxus und für jeden erschwinglich. Pflegen Sie auch Ihre Kleidung, das heißt, sie ist sauber und ohne Löcher. Sie brauchen keine Modenschau zu veranstalten, wenn Sie das Haus verlassen und beispielsweise den Kundenbetreuern der Agentur für Arbeit gegenübertreten. Aber erweisen Sie jedem Gegenüber den Respekt, den er verdient. Das tun Sie zu einem Großteil schon einmal durch ein sauberes und gepflegtes Äußeres. Sie würden auch mit niemandem in einem Raum sitzen wollen, bei dem Sie das Gefühl haben, jeden Augenblick zu ersticken. Wenn Sie das alles aber nicht überzeugt, gibt es mit Sicherheit einen Grund, der es für Sie aber umso wichtiger erscheinen lassen sollte. Nämlich die Tatsache, dass Sie selbst sich um ein Vielfaches besser fühlen werden, wenn Sie sich frisch gewaschen, in sauberer Kleidung und mit geputzten Schuhen unter die Menschen mischen. Außerdem begegnet man Ihnen mit mehr Respekt und das erhöht unmittelbar Ihr Selbstbewusstsein ebenso wie auch Ihr Selbstwertgefühl. Für Sie ist es natürlich selbstverständlich, dass Sie auch jede Art von Bewerbungsgespräch in perfektem Outfit wahrnehmen.

Wenn Sie abgestürzt sind, ist es auch verständlich, dass Sie nicht besonders viel Sorgfalt und Sauberkeit in Ihrer Wohnung walten lassen. Wahrscheinlich haben Sie eine Weile weder die Kraft noch die Lust den Putzteufel zu spielen. Ich empfehle Ihnen allerdings, dies nicht überhand nehmen zu lassen, da Sie sich sonst in Ihren eigenen Wänden nicht mehr wohl fühlen. Was wiederum schlecht ist, um aus Ihrer Lebenskrise herauszukommen. Beispielsweise ist es nicht schlimm den Abwasch nicht sofort zu tätigen oder zu putzen. Problematisch ist der dauerhafte Schmutz und man läuft Gefahr irgendwann schmutz- und geruchsblind zu werden, ohne es konkret an einer Begebenheit festmachen zu können.

> **Merke:**
> *Sie sind es wert in einem sauberen Umfeld zu leben! Dazu gehört Ihr Erscheinungsbild ebenso, wie Ihre Wohnung und Ihr Fahrzeug.*

Neben dem äußeren Erscheinungsbild rundet, wie sollte es anders sein, das Thema Bewegung Schritt 7 ab. Dies ist kein Fitness-Ratgeber, deshalb sehe ich auch davon ab, Ihnen hier ein wie auch immer geartetes Trainingsprogramm vorzustellen.

Außerdem habe ich heute meine eigenen Überzeugungen zu zum Thema Sport und Bewegung im Allgemeinen. Wahrscheinlich ist auch Ihnen die spaßige Aussage: *„Sport ist Mord"*, bekannt. In meiner schlimmsten Zeit handelte ich genau nach diesem Motto. Allerdings erst, nachdem ich mir in meiner „Ich geb einfach noch mehr Gas-Nummer", das Fußgelenk zum zweiten Mal anbrach und noch mehr Chaos auf mich einstürzte. Aus meiner Arbeit weiß ich nun, dass Verletzungen, die den Bewegungsapparat beinträchtigen, gewissermaßen eine Aufforderung sind innezuhalten, beziehungsweise stehenzubleiben, damit man nicht länger auf dem falschen Weg weitergeht. Also rührte ich mich lange Zeit keinen Zentimeter mehr als nötig von der Stelle. Selbst nachdem mein Fuß wieder geheilt war, machte ich die Erfahrung, dass mich jede Bewegung mehr Kraft kostete als gut für mich war. Häufig hatte ich sogar das Gefühl, dass ich absolut still liegen müsse, weil ich nur auf diese Weise Kräfte sammeln konnte. Dazu kam für mich das Wundermittel Ruhe. Das bedeutete konkret: absolut keine Unterhaltung durch Musik, Fernsehen, und so weiter. Auch Menschen hielt ich mir soweit wie möglich vom Hals – nicht dass man Schlange gestanden hätte, um mich zu besuchen. Zugeben muss ich, dass mich nicht selten mein schlechtes Gewissen plagte, weil ich mich nicht bewegte, von Sport ganz zu schweigen. Mittlerweile weiß ja nun jeder, wie wichtig es ist, Sport zu treiben. Trotz all dieser negativen Gedanken, folgte ich meinem Bauchgefühl, aß weiter Schokolade und trieb keinen Sport. Obwohl ich körperlich etwas aus den Fugen geriet, war es für mich auch rückblickend die einzig richtige Entscheidung mir in dieser Hinsicht selbst zu vertrauen. Beim mir dauerte es Jahre, bis ich über spazieren gehen hinauskam. Und auch das konnte ich nur langsam. Ständig wurde ich überholt, auch von Menschen, die wesentlich älter waren als ich. Allerdings war eine neue Qualität für mich hinzugekommen. Ich konnte die Natur nun bewusst genießen und aufnehmen, ein Geschenk, das für sich alleine schon heilend wirkt. Früher konnte ich dank meiner Unruhe alles nur schnell tun. Dabei entgingen mir natürlich auch viele positive Dinge. Es mag natürlich sein, dass die Fähigkeit zur Langsamkeit auch ein Kennzeichen für das Alter 50+ ist, was ich jedoch nicht glaube. Insgesamt kann ich heute von mir sagen, dass ich ruhiger und ausgeglichener bin, wo früher Hektik regierte.

Wie dem auch sei, Bewegung an der frischen Luft, das Durchpusten des Gehirns mit Sauerstoff und die Anregung des Kreislaufs, was vereinfacht ausgedrückt, wiederum den Stoffwechsel anregt, bringt nicht nur Ihrem Körper Positives. Auch Ihr Geist wird positiv durch Bewegung im Allgemeinen und im Besonderen an der frischen Luft beeinflusst, so dass neue und gesündere Gedanken und Gefühle wieder Einzug halten können. Wie Sie sich gewiss denken können, gibt es für Spaziergänge auch kein schlechtes Wetter. Und wenn Sie nur langsam gehen können, gehen Sie eben langsam. Jeder Aufenthalt an der frischen Luft wirkt sich gesundheitsfördernd aus. Also gehen Sie hinaus! Jedenfalls dann, wenn Sie wieder bei Kräften sind. Im Laufe der Zeit können Sie bei regelmäßigem Spaziergang Ihre Strecke ausdehnen. Sie werden spüren wieviel Sie schaffen, vertrauen Sie sich selbst. Je weiter und zügiger Sie gehen können, um so viel näher rückt die Möglichkeit für Sie vielleicht zu walken oder gar zu joggen. Selbstverständlich erst, nachdem Sie mit Ihrem Arzt Rücksprache gehalten haben. Regelmäßig betrieben setzt Joggen Glückshormone frei. Ein Zustand, der in Ihrer desolaten Situation nicht oft genug kommen kann, nicht wahr? Darüber hinaus erhöht es ganz nebenbei Ihr Selbstvertrauen. Außerdem sorgen bekanntermaßen die Sonnenstrahlen für ein schönes und gesundes Hautbild, was wiederum insgesamt Ihrer Ausstrahlung zu Gute kommt.

Nicht jeder, der von der Karriereleiter stürzte liegt völlig handlungsunfähig am Boden. Wahrscheinlich werden Sie unter dieser Voraussetzung auch in der Lage sein, Ihrem Körper mehr abzuverlangen, als langsame Spaziergänge. Tun Sie es!

Gleichgültig ob Sie nun lediglich langsam spazieren oder schon wie ein flotter Feger durch den Wald joggen oder biken können, achten Sie darauf, alle sportlichen Betätigungen in Maßen zu betreiben. Denken Sie immer an den Ausgleich zwischen Aktivität und Ruhe.

Meine Vorgehensweise, mich nicht mehr zu bewegen hatte einen Haken, das ist nicht zu leugnen. Ich wurde steif wie eine Printe (Aachener Gebäck). Mir fehlte jeglicher Antrieb diesbezüglich etwas zu unternehmen. Irgendwann änderte sich auch das. Aufgrund all meiner Übungen, insbesondere die Stressauflösungen hinsichtlich Kummer und Lebenswillen ließen sukzessive den Wunsch in mir wachsen Yoga zu machen. Ich schaffte mir ein Büchlein (Yoga von Kareen Zebroff) an und begann mit einfachsten Übungen. Ich liebe dieses Büchlein - die Übungen auch - das für kleines Geld sehr anschaulich alles beschreibt. So bin ich in der Lage fleißig zu üben, so dass ich immer beweglicher werde. Mit diesem Fortschritt bin ich vollkommen zufrieden – eine Karriere als Kunstturnerin war noch nie mein Ziel.

Die hier aufgeführten Möglichkeiten sportlicher Betätigung sind zugegebenermaßen meine Wahl. Eine Wahl, die nicht viel kostet und trotzdem äußerst wirkungsvoll ist. Selbstverständlich gibt es zahlreiche andere Sportarten, die für Sie geeignet sein können. Finden Sie Ihre Sportart.

Schritt 8
Ruhe – Und Mut, Vertrauen und Selbstvertrauen

Bevor Sie sich nun den Themen Mut, Vertrauen und Selbstvertrauen widmen, denken Sie bitte an die Ruhe-Übung. Mut zu haben ist eine Kernkompetenz für die persönliche Lebenstauglichkeit. Wie Sie sich denken können, geht es hier nicht darum irgendwelche waghalsigen Unternehmungen durchzuführen, um sich ein paar Adrenalinschübe zu verpassen, damit Sie keine Angst mehr spüren. Stress mit all seinen negativen und belastenden Eigenschaften haben Sie schon genug durchlebt. Vielmehr handelt es sich hier um den notwendigen Lebensmut, der Ihnen vielleicht abhandengekommen ist, gewiss jedoch bei Ihrem Absturz einen Knacks erlitten hat. Der Lebensmut ist eng verbandelt mit dem Lebenswillen. Man verfügt sozusagen über den erforderlichen Mut und den Willen, das eigene Leben (wieder) in die Hand zu nehmen und zu meistern. Der Lebenswille ist ein (starkes) Gefühl, am Leben teilhaben und auch seinen persönlichen Beitrag leisten zu wollen. Wenn man gesund ist, ist es für uns selbstverständlich. Wir denken gar nicht darüber nach. Ich selbst verlor jeglichen Lebenswillen, als zu meiner Trennung auch noch das Verbrechen an meinem Kind geschah. Es dauerte allerdings eine Weile, ehe ich das begriff und eine weitere längere Zeit mich aus diesem, wie ich es nenne - *Sterbemodus* - wieder herauszuholen, so dass ich Schritt für Schritt wieder Lebensmut entwickeln konnte. Weiter unten finden Sie einige Fragen, die mich für lange Zeit immer wieder begleiteten und mir auch schrittweise aus dieser schweren Krise heraushalfen. Wie erwähnt, löste ich meine schweren Krisen alleine. Aber für Sie sollte gelten: Spätestens, wenn Sie an einem Punkt angekommen sind, dass Sie nicht mehr leben wollen oder ähnliches, benötigen Sie schnellstens professionelle Hilfe!

Zurück zum Leben-Wollen. Es gibt auch die Menschen, die ganz unten angekommen sind, für sie ist Leben allerdings keine Frage des Wollens mehr. Sie *können* es nicht mehr, das Leben *LEBEN*. Man fühlt das *NICHTKÖNNEN*. Ich selbst erlebte das auch. Gefühlt war das so, als sei meine komplette Erinnerung diesbezüglich fortgewischt. Lange Zeit stand ich ständig wie vor einer dicken Mauer ohne Öffnung mit dem Gefühl: *„Ich weiß nicht wie ein erfolgreiches Leben geht." „Ich weiß nicht wie das geht: eine Firma führen."* Einfach ausgedrückt, mir fehlte die Fähigkeit zu leben. Heute weiß ich, dass dies hervorgerufen worden war durch meine diversen Schockzustände. In jenen Zeiten jedoch war es mehr als bedrohlich für mich, da ich nicht wusste, ob und wie ich da wieder herausfinden würde. Außerdem wusste ich ja vor meiner Krankheit gut, wie *LEBEN* geht.

In meiner Zeit als Hartz-IV-Empfängerin habe ich auch zahlreiche Menschen erlebt, die nicht nur das Gefühl haben *nicht mehr* zu können, nein diese Menschen hatten noch *nie* das Gefühl ihr Leben wirklich in die Hand genommen zu haben; ganz einfach, weil sie es nicht *konnten.* Das ist ausgesprochen tragisch, da ihnen die Erinnerung fehlt, wie *LEBEN* richtigerweise funktioniert. Und wenn man nicht weiß, wie Leben funktioniert, weil man es nicht erlernte, ist es entsprechend schwer ein erfolgreiches Leben zu führen. Dennoch, die Anlagen sind in jedem Menschen vorhanden, so auch in Ihnen, falls Sie zu dieser Gruppe gehören! Wir können nicht alles auf unsere Herkunft und unser Umfeld schieben. Also, es gibt keinen Grund für Sie den (Lebens)Mut nicht (neu) zu entwickeln.

Wie erwähnt, war in meiner eigenen Lebensgeschichte mein fehlender Lebenswille aufgrund einer zerbrochenen Liebe für mich sehr zerstörerisch. Je mehr ich diesem Thema – also der kaputten Beziehung – auf den Grund ging, desto mehr kehrte mein Lebenswille zurück. Mit ihm im Gespann sozusagen, folgten automatisch die Erhöhung von Mut und Handlungsfähigkeit. Lebensnotwendige Eigenschaften, die ja völlig zum Erliegen gekommen waren. Ich hatte versucht meinen Mut durch bestimmte Übungen zu erhöhen. Bei mir half es überhaupt nicht. Erst, als mir klar wurde, dass ich immer noch nicht wirklich leben wollte – auch wenn ich nicht mehr sterben wollte – und vor allem warum, konnte ich dem Problem erfolgreich zu Leibe rücken. Von außen ist es immer einfach zu sagen: *„Erhöhe Deinen Mut, dann traust Du Dich was. Dann schreibst Du Deine Bewerbungen und absolvierst Deine Bewerbungsgespräche und so weiter und so fort."* Ich weiß das auch. Das Problem liegt darin in diesen Emotionen des NICHTKÖNNENS gefangen zu sein. Deshalb ist es so wichtig sich das Problem genau anzuschauen, wenn es im Leben nicht vorwärtsgeht. Das Problem lautet: Der gesamte Organismus rebelliert und will nicht vorwärts im Leben. In aller Regel sieht es so aus, wenn wir herausgefunden haben, WARUM wir nicht wollen, dann ist der erste Schritt zur Lösung getan. Und es geht wieder weiter. Wenn Sie also in Ihrem Leben noch nicht oder nur sehr langsam vorwärts kommen, dann stellen Sie die Fragen: *„WARUM will ich (das) nicht?" „ WAS brauche ich um weiterzugehen?" „ WILL ich möglicherweise etwas anderes?"* Vertrauen Sie auf Ihr Inneres. Die Antworten kommen.

> **Tipp:**
> *Gehen Sie hin und suchen in Ihren Ressourcen nach dem erforderlichen Mut. Die Antworten aus Ihrer Selbstanalyse können Ihnen hier weiterhelfen.*

Auch das Auseinandersetzen mit den Sinnfragen:

> ➢ **Was will ich?**
> ➢ **Will ich überhaupt noch etwas?**
> ➢ **Was will das Leben mir mit diesem Problem sagen?**

hilft Ihnen dabei neuen Lebensmut, Selbstvertrauen und Selbstwert zu entwickeln.

Zu Ihrer Unterstützung empfiehlt sich hier die Stirn-Hinterhaupt-Halten-Methode. Sie hilft Ihnen sich auf die jeweilige Frage zu konzentrieren. Durch den Abbau von Stress und die Harmonisierung der Emotionen, können neue stressfreie und positive Gedanken und Erkenntnisse in Ihr Bewusstsein gelangen.

> **Stirn-Hinter-Haupt-Übung:**
>
> Nehmen Sie sich ca. 30 - 60 Minuten Zeit. Tragen Sie für diese Übung bequeme Kleidung, einen Jogging-Anzug oder ähnliches. Dann sorgen Sie dafür, dass Sie vollkommen ungestört sind und

keinerlei Nebengeräusche Sie ablenken. Dazu gehören auch Fernsehen, CD-Player, Telefon oder ähnliches. Sie legen oder setzen sich bequem hin; so locker es Ihnen möglich ist. Bringen Sie sich in eine Position, in der Ihr Kopf hinten gestützt ist. Schlagen Sie nun Ihre Beine und Füße <u>nicht</u> übereinander. Anschließend legen Sie jeweils eine Hand flach auf die Stirn und eine Hand flach auf den oberen Bereich des Hinterkopfes und belassen sie dort. Nun schließen Sie die Augen und atmen normal weiter. Achten Sie darauf, langsam und lange auszuatmen. Beim Ausatmen denken Sie Ihre Frage. In obigem Zusammenhang könnte dies beispielsweise sein: *„Was habe ich gut gemacht oder was kann ich gut?"* **Wichtig:** Atmen Sie länger aus als ein! Denken Sie immer wieder *Ihren* Satz (Frage); es spielt keine Rolle wie oft. Vielleicht genügt es Ihnen, dass Sie es einmal oder dreimal langsam wiederholen, während Sie ausatmen. Es kann aber ebenso gut sein, dass Sie es zehnmal in Gedanken sagen müssen, ehe Sie das Gefühl haben, es tut sich was. Es können positive Gefühle und oder Gedanken kommen. Es mag sein, das sich konkrete Erinnerungen an vergangene Situationen einstellen. Lassen Sie zu, dass diese sich in Ihrem Inneren ausdehnen. Holen Sie sich diese positiven gesundheitsfördernden Emotionen und Gedanken so oft wie möglich – am leichtesten, indem Sie diese Situationen in weiteren Sitzungen erneut erleben. Im Laufe der Zeit werden sich immer mehr positive Erinnerungen einstellen. Erinnerungen, die Ihnen aufzeigen, dass Sie etwas wert sind, so wie Sie sind und Ihr Selbstvertrauen erhöhen, was sich wiederum automatisch auf Ihren Lebensmut auswirkt. Auf diese Weise erweitern Sie schrittweise Ihre persönliche positive Landkarte; das woraus Sie schöpfen können. Man könnte auch sagen, dass Sie Ihr *persönliches Vermögen* und somit Ihre persönliche Handlungskompetenz erhöhen!

So gelingt es:

Sie müssen nichts! Hängen Sie ruhig wie ein schlaffer Sack in den Kissen und lassen jeden verdammten Muskel einfach los. Sie sind allein und müssen nichts tun und nichts leisten!
Dann lassen Sie das jeweilige Gefühl, die Gedanken und oder Erinnerungen einfach hochkommen. **Wichtig** ist, dass Sie die Hände während der Sitzung nicht von Stirn und Hinterkopf wegnehmen! Auch sagen Sie ruhig, was Sie am liebsten täten und bleiben Sie in diesen Erinnerungen und Bildern, bis Sie eine Veränderung bemerken. Es mag sein, dass die Bilder sich verändern. Neue, leichtere Gefühle und Gedanken breiten sich in Ihnen aus. Lassen Sie dies zu und benennen Sie diese. Atmen Sie das gesunde Gefühl / Wort buchstäblich aus und stellen Sie sich vor Sie würden darin baden. Sind Sie bis hierher erfolgreich gekommen, wird sich auch ein gesundheitsfördernder Handlungsimpuls einstellen.

Vertrauen in sich selbst und die eigenen Fähigkeiten zu haben, ist der Schlüssel für Gesundheit, Lebensfreude und Erfolg – unser Selbstvertrauen.

Wie bereits erwähnt, liegen Selbstvertrauen und Selbstwert sehr nah beieinander. Der Selbstwert hat also hohen Einfluss auf unser Selbstvertrauen.

Nicht zu genügen bezieht sich in aller Regel auf Ihren Wert als Mensch, wenngleich auch der Wert einer Arbeit gemeint sein kann. Vor allem sind viele von uns so gestrickt, dass wir die Dinge persönlich nehmen! Auf diese Weise stellen wir automatisch unseren Wert infrage. Und schon leidet der Selbstwert. *„Man hat von etwas zu wenig oder nicht genug!"* Wir alle lernen im Laufe unseres Lebens, ob wir (jemandem) genügen oder eben nicht. Es handelt sich um Feedback, das wir von unserem direkten Umfeld erhalten, und zwar durch Worte, Körpersprache und Taten. Haben wir das Gefühl, mit dem was wir tun, was wir sind und wie wir auftreten zu genügen, fühlen wir uns wertvoll. Dieses Selbst*wert*gefühl erhöht unser Selbstvertrauen für all unsere Handlungen. Wir fühlen uns richtig. Das wiederum verleiht uns den Mut im Leben voranzugehen, gemäß unserer Stärken und Talente.

Dies ist, ebenso, wie viele andere Themen nichts, dass Sie in wenigen Stunden oder Tagen aufbauen können. Um einen gesunden Selbstwert und ein ebensolches Selbstvertrauen aufzubauen, somit auch Vertrauen in Ihre Zukunft, benötigen Sie Zeit und kontinuierliches Arbeiten an sich selbst.

Ich erinnere mich gut, dass ich selbst doch sehr an meinem Selbstwert krankte. Die beschriebene „einseitige Liebesbeziehung" hatte mich unglaublich viel gekostet. Für mich war kein Platz im Leben dieses Mannes. Auf seiner Prioritätenliste stand ich ganz unten – ach, was sage ich da? Ich stand gar nicht darauf.

Er hingegen stand bei mir ganz oben auf der Liste. Dass so etwas nicht funktionieren konnte, hätte ein Blinder mit Krückstock gesehen! Leider sah ich das erst lange Zeit nach meinem Absturz. Ich hatte das einfach nicht gesehen. Mein Credo lautete: Toller ehrlicher Mann – ein seltener Schatz sozusagen! Was natürlich auch nicht stimmte. Wer beständig fremdgeht und betrügt (in einer nicht offenen Beziehung), ist nicht ehrlich. Aus diesem Blickwinkel betrachtet, ist so ein Mensch auch nicht toll. Dabei spielt es überhaupt keine Rolle, ob es sich um einen Mann oder eine Frau handelt. Was damals meinen Wert so dezimierte, war nicht ein dramatisches Ereignis, nein, das hätte ich wohl geschnallt. Vielmehr war es ein schleichender Prozess, der mir beständig zeigte, dass ich zunehmend weniger Bedeutung für den Mann, den ich liebte hatte, ohne dass dies konkret ausgesprochen worden wäre. Irgendwann sitzt man dann da und es geht nichts mehr.

Um nun wieder auf die Füße zu kommen, bestand eine meiner Hauptaufgaben darin, an meinem Selbstwert zu arbeiten. Dazu war leider die schmerzhafte Erkenntnis notwendig, worum es sich wirklich bei dieser Beziehung gehandelt hatte und zusätzlich meine Widerstände das Unglaubliche zu glauben, aufzulösen. Je mehr mir im Nachhinein bewusst wurde, welche Rolle ich in dieser Beziehung, die schließlich zu einer Affäre geworden war, spielte, desto leichter konnte ich auch den Weg heraus finden – zurück zu meinem gesunden Selbstwert. Natürlich weiß ich, dass solche traurigen Liebesgeschichten alltäglich sind und allerorts geschehen. Heute glaube ich, dass es die Menge und Heftigkeit der Ereignisse in meinem Leben waren, die mir den Garaus bereitet hatten, eingebettet in den unbedingten Willen von einer bestimmten Person geliebt zu werden. Und natürlich die Weigerung die Wahrheit zu sehen. Das war krank, keine Frage!

Nun, da es mit meinem Selbstwert wieder aufwärtsging, nicht zuletzt, weil ich buchstäblich internalisierte in welches Klischee ich hineingeraten war, und ich genau das sicher nicht wollte und auch nicht mehr brauchte - niemand braucht so etwas, blätterte der Lack rapide von dem Traumprinzen ab.

Mit der Arbeit an der Wertigkeit meiner eigenen Person rückte auch mein Selbstvertrauen wieder an den angestammten Platz hinsichtlich der Richtigkeit meiner beruflichen Tätigkeit.

Und was soll ich sagen? Wo man nicht überall landen kann, wenn man unbedingt geliebt werden will, wenn man festhält an Dingen und Menschen, die längst ausgedient haben - bloß weil man das nicht sehen will oder Angst vor neuen unbekannten Wegen hat!

Das ausgesprochen Blöde an dieser Angelegenheit ist, dass ich selbst diesen Zustand mit aufrechterhalten habe. Damit solche Dinge überhaupt geschehen können, braucht es zwei Personen: Eine, die es tut und eine, die es zulässt. Genau aus diesem Grund trage ich selbst die Verantwortung für die damalige Situation, so enttäuschend und unehrenhaft das Verhalten des Mannes auch war.

Zum Thema Selbstwert und Selbstvertrauen gibt es zahlreiche Literatur und auch Programme auf CD, die Sie in öffentlichen Bibliotheken ausleihen können, falls Sie zurzeit nicht willens sind, Geld zu investieren. Darüber hinaus hilft Ihnen neben meinem

„Positiven Text" auch die beschriebene „Stirn-Hinterhaupt-Methode" für die Emotionen Selbstwert und Selbstvertrauen.

Merke:
Sie sind wertvoll!
Sie sind gut, wie Sie sind!
Als Mensch sind Sie einzigartig!

Schritt 9
Ruhe - Und Struktur für Ihr (neues) Leben

Natürlich gilt auch hier, dass Sie die Ruheübung durchführen, bevor Sie Schritt 9 angehen. Die Aussage, Ordnung in das eigene Leben bringen, hört sich einfach und nach Selbstverständnis an, ich weiß. Nur bedenken Sie, wenn Ihr Leben in Ordnung wäre, wenn Sie nicht mindestens einmal falsch abgebogen wären, würden Sie sich nicht in dieser Krise befinden. Sehr wahrscheinlich befinden Sie sich nicht an Ihrem Platz, den Platz an den Sie gehören.

Man kann sich das Leben auch gut als Puzzle vorstellen - hier hat jedes Teilchen seinen Platz. Natürlich gibt es Puzzleteile, die den Eindruck erwecken, man könne sie auch an eine andere Stelle einbringen, wenn man ein wenig drückt und schiebt. Aber wirklich passen tun sie nicht. Und für das optimale Gesamtbild ist entscheidend, dass jedes Teil an dem dafür bestimmten Platz liegt. Für Sie bedeutet das, dass Sie durch Ihren Absturz die Gelegenheit bekommen Ihr persönliches Bild neu zu gestalten, indem Sie erst einmal schauen, was alles nicht gepasst hat, also Ihre Unordnung zu beseitigen (das haben Sie ja schon mithilfe der vorangegangenen Schritte herausgefunden). Des Weiteren steht nun an I h r e n konkreten Platz in Ihrem Lebenspuzzle zu finden. Im folgenden Text finden Sie einige Hilfsmittel Ihre vorhandenen Puzzleteile zu ordnen, beziehungsweise erst einmal zu finden.

Papiere und Zeugnisse ordnen

Das Wesentliche für einen Neuanfang in Ihrem Leben besteht darin, dass Sie, nachdem Sie in Ihrem Leben aktiv auf die Bremse getreten sind und Innenschau betreiben, auch äußerlich Ordnung schaffen. Sie haben bereits Ihre Schulden und Geldverhältnisse insgesamt geordnet, beziehungsweise sind gerade dabei. Darüber hinaus haben Sie Ihre Einnahmen und Ausgaben immer besser im Griff. Sie wissen genau, wieviel Geld Sie für Ihre Fixkosten beiseitelegen müssen und wieviel Geld Sie zum Leben benötigen. Bereits durch diese Maßnahmen haben Sie einiges an Ordnung in Ihr Leben gebracht, was Ihnen zusätzliche Entspannung bringt. Zu Beginn ist dies nicht leicht, jedoch mit jedem Papier, das Sie in den dafür vorgesehenen und beschrifteten Ordner heften - falls erforderlich legen Sie für Ihre diversen Themenbereiche neue Ordner an - erleichtern Sie sich Ihr Leben.

Dazu zählt auch jedes Papier, dass Sie nach Durchsicht für unbrauchbar erklären und wegwerfen, so dass keine ungeöffneten oder unbearbeiteten Briefe herumliegen. Auf diese Weise erlangen Sie einerseits die wichtige Klarheit über Ihre aktuelle Situation und das, was vor Ihnen liegt. Darüber hinaus verschaffen Sie sich mit jedem Papier, dass Sie in den Mülleimer werfen, weil der Inhalt erledigt ist, eine unglaubliche Erleichterung. Wenn Sie das abgearbeitet haben, können Sie im Geiste ein weiteres Erledigt-Häkchen auf die Liste setzen. Das gibt Ihnen Auftrieb für weitere Taten und das Gefühl *selbst* etwas geschafft zu haben.

Sollten Sie noch einige unbearbeitete Briefe oder Papiere haben bzw. neue Post, vermeiden Sie es, diese in der Wohnung zu verstreuen. Besser ist es sie zusammenzufassen und gesammelt, beispielsweise in eine Terminmappe zu legen. Auf diese Weise stellen Sie sicher, dass Ihnen der Überblick nicht verlorengeht. Dabei schaffen und halten Sie Schritt für Schritt Ordnung.

Nachdem nun der ganze Krempel vom Tisch ist, nehmen Sie sich Ihre Zeugnisse vor. Sie sind besonders kostbar, belegen Sie doch wesentliche Stationen Ihres Lebens. Sie wissen selbst, dass Sie diese in geeignete Schutzhüllen gehören, die Sie genauso selbstverständlich in eine Mappe heften, so dass Sie immer zur Hand sind, wenn Sie Ihre Bewerbungen schreiben. Und nehmen Sie sich die Zeit, Ihre Zeugnisse anzuschauen, sowohl aus Schul- und Studienzeiten, als auch Berufsaus- und Weiterbildung. All dies wird Emotionen in Ihnen wachrufen. Lassen Sie sie zu und gehen Sie den Dingen auf den Grund.

Lebenslauf (neu) schreiben

Dass Sie generell für eine neue Anstellung auch einen neuen aktualisierten Lebenslauf schreiben müssen, liegt auf der Hand. Um dies optimal bewerkstelligen zu können, gibt es haufenweise Bücher und nicht zuletzt geben die zuständigen Zweigstellen der Bundesagentur für Arbeit diesbezüglich sehr gute Hilfestellungen. Daher werde ich in diesem Ratgeber nicht darauf eingehen. Vielmehr geht es in diesem Abschnitt darum, sich Ihren derzeitigen Lebenslauf zur Brust zu nehmen. Vielleicht Schreiben Sie einmal Ihr gesamtes Leben auf. Das kann sehr befreiend wirken. Beschäftigen Sie sich mit den einzelnen Stationen Ihres Lebens. Was war gut, was nicht? Was würden Sie heute anders machen? Wenn Sie vielleicht auf eine Vielzahl von hervorragenden Schulnoten, Beurteilungen und Lebenszeiten schauen, ist das eine tolle Sache, auch wenn Sie jetzt unten angekommen sind. Wenn Sie ein Workaholic waren, nun jedoch am Boden liegen, bereuen Sie nichts! Sie haben umfangreiche Erfahrungen gesammelt, die Ihnen auf Ihrem weiteren Berufsweg und auch im Leben allgemein von Nutzen sein werden. Ganz gleich, welchen Weg Sie nun einschlagen werden. Ihr Wissen, zu Höchstleistungen fähig zu sein, ist kostbar und genau betrachtet, unbezahlbar. Nichts war vergebens! Denken Sie daran!

Wenn Sie hingegen feststellen, dass Sie im Laufe Ihres Arbeitslebens Tätigkeiten ausübten, die Ihnen gar nicht gefielen, haken Sie nach, warum Sie dies taten. Vielleicht haben Sie sich treiben lassen und sind immer weiter von dem ursprünglichen Weg abgekommen, den Sie für sich geplant, bzw. gewünscht hatten. Haben sich jedoch Ihre Neigungen in eine andere Richtung entwickelt, so ist auch das vollkommen in Ordnung. Warum auch nicht. Alles unterliegt einer stetigen Veränderung, somit auch wir selbst. Manchmal ist es so, dass wir alten unerfüllten Sehnsüchten wie Berufswünschen, Paarbeziehungen, Gegenständen und so weiter hinterherweinen, ohne bemerkt zu haben, dass wir uns möglicherweise im Laufe der Jahre in eine vollkommen andere Richtung entwickelt haben. Vielleicht haben wir ja auch neue Talente entdeckt oder trauen uns erst viele Jahre später diesen Talenten zu folgen. Wenn Sie nun diese Themen anschauen und in sich hineinfühlen, dann können Sie Frieden mit alten unerfüllten, jedoch ausgedienten Wünschen schließen, beziehungsweise notwendige Richtungskorrekturen vornehmen, um diesen Weg doch noch beschreiten zu können.

Nicht ganz so einfach ist es, wenn man 50+ ist und vermeintlich keine berufliche Perspektive mehr sieht. Klar ausgedrückt bedeutet dies: Die verbleibende Zeit an produktiven Jahren bevor das Rentenalter beginnt, ist relativ kurz. Wenn man zudem den falschen Beruf ausübte oder aber generell neu anfangen muss, sind zusätzliche Schwierigkeiten zu bewältigen, die ein junger Mensch an der Stelle nicht zu überwinden hat. Dennoch auch mit 50+ kann man noch einmal von vorne beginnen. Besser spät als nie, denke ich – dafür besteht die Chance schlussendlich auf ein erfülltes Leben zurückschauen. Auf der anderen Seite bringt man unter anderem einen gewaltigen Schatz an Berufs- und Lebenserfahrung mit. Eigenschaften, mit denen man punkten kann. Auch ich war über fünfzig und habe meinen neuen Weg gefunden. Dann schaffen Sie das auch. Jetzt die beste Gelegenheit herauszufinden, was Sie wirklich möchten.

Was wollen Sie wirklich? Lebensplan und Talente

Für Ihr Lebensgefühl ist es tragisch, falls Sie noch nicht wissen, wie Ihre weitere Zukunft aussehen wird. Natürlich macht dieser Zustand Angst und verunsichert Sie. Verzweifeln Sie nicht! Denken Sie stattdessen daran, dass es nur ein Gefühl ist – und Sie wissen: Jedes Gefühl ist veränderbar, so dass auch neue und bessere Ergebnisse kommen können!

Durch die regelmäßigen Übungen, die in diesem Ratgeber aufgeführt sind, erlangen Sie immer mehr Kraft und Klarheit. Erwarten Sie nicht, dass Sie von jetzt auf gleich wissen, wie es in Ihrem Leben weitergehen wird. Gewiss ist: Es wird weitergehen. Einzig die Richtung ist möglicherweise noch fraglich. Also nur Mut!

Bei diesem Schritt angekommen, ist Ihre Lebensplanung eine Angelegenheit, die für Sie immer wichtiger wird, je ruhiger, entspannter und gesünder Sie werden. Eines sollten Sie sich deutlich vor Augen halten, wenn Sie alles verloren haben oder mit Ihrem Unternehmen Pleite gingen oder darüber krank wurden und deshalb alles verloren. Der (berufliche) Weg, den Sie bislang einschlugen, ist höchstwahrscheinlich der falsche gewesen, zumindest in Teilen. Vielleicht müssen Sie im beruflichen Bereich nur einzelne Segmente verändern. Häufig ist es jedoch so, dass etwas völlig Neues her muss. Denn wäre alles zum Besten gewesen, wäre wenigstens Ihr Beruf oder Ihre Firma noch intakt. Dies zu erkennen und zu akzeptieren kann sehr schmerzhaft sein. Manchmal so sehr, dass wir es nicht wahrhaben wollen und versuchen dort weiterzumachen, wo wir gezwungen waren aufzuhören. Ich selbst hatte das so praktiziert und natürlich, wie sollte es anders sein, meinen persönlichen Totalschaden erlitten. Es gibt zwei wichtige Fragen, die in diesem Zusammenhang zu stellen sind: „Warum will/wollte ich das nicht sehen/ hören/ glauben?", und „Welchen Nutzen habe ich mir davon versprochen, beziehungsweise hat mir mein Verdrängen und Verleugnen eingebracht?" Diese Fragen sind wichtig, wenn man sich vor Augen hält, dass keine Handlung ohne Motiv geschieht - sei sie auch unbewusst.

Schreiben Sie also alles auf und setzen Sie sich mit der Thematik auseinander. Heften Sie diese Ergebnisse zu Ihren anderen Arbeiten in Ihre Mappe, um immer wieder damit zu arbeiten. Alles, was Sie aufschreiben und bearbeiten, wird im nächtlichen Schlaf für Sie weiterverwertet. Praktisch, nicht wahr?!

Genauso gut kann es eine Qualität eines Berufes sein, die uns sehr zu schaffen macht, obwohl wir es lange Zeit nicht so empfanden, wie beispielsweise ein ständiger Wechsel von Tag- und Nachtschichten. Wenn unser Organismus nicht damit zurechtkommt, verringert sich auf Dauer die Lebensqualität, daraus resultiert eine Verringerung der Lebensenergie – was wiederum zu Krankheiten führen kann. Nicht jeder ist für jede Tätigkeit geschaffen. Umso wichtiger ist es, sich seinen persönlichen Talenten und Fähigkeiten zu widmen - immer mit dem Ziel eine befriedigende und leichtgängige (leichtgängig bedeutet nicht faul sein) Tätigkeit zu finden. Idealerweise finden wir einen Beruf, der auch unsere Berufung darstellt.

Generell verfügt jeder, wirklich jeder Mensch über viele Talente und Fähigkeiten. Es gibt zahlreiche Fähigkeiten, die Ihnen nützlich sind. Jede handwerkliche oder anders gelagerte Fertigkeit gehört dazu. Sei es das Reparieren von Fahrrädern oder PCs, Maler- und Schreinerarbeiten oder das Arbeiten am PC. Künstlerisches Arbeiten, kochen, nähen, ehrenamtliche Tätigkeiten und so weiter - all diese Tätigkeiten können einem Hobby, einer Leidenschaft entspringen. Sie tun Ihnen einfach gut. Es mag sein, dass Tätigkeiten dieser Art Ihr Hobby bleiben. Es kann aber ebenso gut sein, dass Sie feststellen, dass Sie dies am liebsten den ganzen Tag und dreihundertfünfundsechzig Tage im Jahr tun würden. Möglicherweise sind es Wegweiser für Ihren späteren Neuanfang. Wer weiß!?

All dies gehört in die Findung Ihrer Fähigkeiten und Talente. Es gibt nichts, was Sie können, das keinen Sinn hat für Ihr Leben. Leben Sie Ihre Fähigkeiten aus, so erhöht sich ganz nebenher Ihr Selbstvertrauen. Außerdem erhalten Sie wieder das Gefühl, dass Sie etwas können, was Ihnen wiederum ein stärkeres Selbstbewusstsein verleiht, welches Sie natürlich auch nach außen ausstrahlen. Die Gesamtheit dieser Erfahrungen positiv betrachtet und genutzt, hilft Ihnen dabei einen neuen Job zu finden, auch wenn es möglicherweise noch nicht der Beruf ist, den Sie letztlich anstreben. Aber Sie verdienen wieder eigenes Geld und haben sich wieder einen Platz in der Gesellschaft ergattert.

Folgende Fragen können Ihnen bei der Findung Ihrer Fähigkeiten und Talente behilflich sein. Schreiben Sie alles auf und setzen Sie sich erst anschließend und laufend mit dem Gedanken auseinander inwiefern diese Neigungen Ihnen einen beruflichen Erfolgsweg bieten können! Denken Sie nicht: *„Das kann ich nicht wirklich", „Oder das geht nicht!* Sollten Ihnen diese Gedanken trotzdem noch im Wege stehen, machen Sie sich mithilfe der emotionalen Stressreduktion, wie in Schritt 3 beschrieben, daran diese negativen Gedanken und Gefühle unter die Lupe zu nehmen und aufzulösen.

Ich persönlich bin davon überzeugt, dass unser Beruf idealerweise auch unsere Berufung darstellt. Ist uns dies gelungen, erfüllen wir schon einen Teil unserer Lebensaufgabe, die uns erfüllt, uns leichtfällt, sowie unsere Lebensenergie steigert. Ich finde, dies sind Gründe genug, sich auf den Weg zu machen.

Hier eine Auswahl an weiterführenden Fragen und Arbeitsgrundlagen zum Thema Beruf und Arbeit:

➢ **Was macht mir wirklich Freude?**
➢ **Worauf habe ich Lust?**
➢ **Was kann ich gut oder gar sehr gut?**
➢ **Was genau macht mich glücklich?**
➢ **Wenn alles möglich wäre, was würde ich dann tun?**

- Meinen beruflichen Wunschtraum konnte ich mir nicht erfüllen. Ist das wirklich wahr oder gibt es mittlerweile andere Interessen, die ich nur noch umsetzen muss?
- Was hindert mich wirklich daran, das zu tun, was ich wirklich möchte - den Beruf auszuüben, bzw. zu erlernen? (Fadenscheinige Argumente genügen hier nicht!)
- Mein bisheriger Beruf macht mir (keine) Freude
- Wenn ich an meine Arbeit / meinen Beruf denke, fühle ich mich...
- An meinem Beruf stört mich...
- Kann ich die „Störelemente" verändern, so dass ich daraus Arbeitslust /Lebenslust schöpfen kann?
- Leider muss ich arbeiten um Geld zu verdienen
- Mein Beruf ist bereits meine Berufung
- Ich will meine Laufbahn als .... fortsetzen
- Ich will meiner jetzigen Tätigkeit etwas hinzufügen / weglassen;
- Ich will meine Tätigkeit grundlegend verändern

Gegebenenfalls stehen nun nachzuholende Schul- und oder Berufsabschlüsse auf Ihrer persönlichen „To-Do-Liste." Die Agentur für Arbeit ist hier behilflich. Ansonsten gilt es mit Abendschulen und Volkshochschulen in Kontakt zu treten.

Loslassen

Davon ausgehend, dass Sie beständig an den 10 Schritten arbeiten, können Sie gewiss schon eine Reihe von Fortschritten für sich verzeichnen. Sie spüren vielleicht neue Kraft und Zuversicht in sich, ebenso das Bedürfnis vorwärtszugehen. Und doch gibt es noch etwas in Ihnen, das Sie bremst oder auch das Gefühl in auslöst, dass Sie rückwärtsgehen anstatt vorwärts. Das sind klare Anzeichen dafür, dass Sie (teilweise) noch in der Vergangenheit leben. Wahrscheinlich gibt es noch etwas, dass Sie loslassen müssen. Das kann eine Angelegenheit oder auch ein Mensch aus Ihrer Vergangenheit sein. Etwas, das noch Ihre Aufmerksamkeit in Anspruch nimmt und somit Kraft raubt. Loslassen ist ein Wort, das ich eigentlich nicht mag. Jeder benutzt es zu allen möglichen Gelegenheiten. Ganze Regalwände sind mit Büchern zu diesem Thema gefüllt. Ich muss gestehen, dass ich selbst, obgleich ich von Hause aus Coach und Trainerin bin, nie wirklich verinnerlicht hatte, wie loslassen tatsächlich zu praktizieren ist. Einfach ausgedrückt: Was ich tun muss, damit es klappt. Intellektuell, war das natürlich kein Problem. Mir war klar, dass ich alten Müll loswerden muss. Bloß funktioniert hat es nur teilweise oder gar nicht. wie man sich vorstellen kann, kommt über die Jahrzehnte natürlich viel Müll zusammen. Vielleicht kennen Sie das. Man hört oder liest etwas, versteht es auch, weiß aber trotzdem nicht, wie es für das eigene Leben einzusetzen ist. Die Wirkung fehlt natürlich auch ganz oder teilweise. Man könnte auch sagen: Man steht wie der Ochs vorm Berg. Irgendwann wurde mir klar, dass Loslassen auch eine Emotion ist. Ich sollte dieser Emotion auf die Spur kommen, als ich trotz fortschreitender Genesung und Plänen immer wieder Gedanken mit den passenden Gefühlen wie: „Es geht nicht, ich kann nicht, ich darf nicht", etc., hatte. Bei genauerem Hinsehen, was ich immer mit der mehrfach beschriebenen *„Stirn-Hinterhaupt-Methode"* und den dazugehörenden *„WAS-GENAU"* und *„WARUM-GENAU-Fragen"* durchführe, waren natürlich Vermeidungsstrategien zu erkennen.

„Es geht nicht, dass ich (das alte Leben, die Vergangenheit, die alte Beziehung, den Beruf, den Kummer, die Liebe, Menschen aus der Vergangenheit und so weiter) loslasse, weil ich sonst etwas N E U E S beginne." Ein neues Leben beginne. Das ist als Schwelle zu verstehen. An diesem Punkt angekommen geht es nicht mehr darum etwas Neues beginnen zu *können.* Nein, vielmehr geht es darum, tatsächlich zu beginnen. *Es zu tun!* Verständlicherweise macht dies neben aller Zuversicht und vielleicht sogar Euphorie auch Angst, zumal dann, wenn wir einerseits tragische Erlebnisse hatten und andererseits möglicherweise vollkommen neue und unbekannte Wege beschreiten. Das Gute ist, sobald wir etwas Neues beginnen, nimmt dieses Neue Raum ein und verdrängt den letzten Zipfel des alten unbrauchbaren Lebens. Nicht selten gehen mit diesem unmittelbar bevorstehenden Neustart auch Schuldgefühle einher. Schuldgefühle dem nahen Umfeld oder auch den Eltern gegenüber, weil man (plötzlich) glücklich ist oder einen völlig anderen Weg eingeschlagen hat als vorgesehen gewesen war. Das Schwierige ist, diesen Weg dann auch tatsächlich weiterzugehen, freilich nur solange, bis man vorangeht und feststellt, wie gut und vorteilhaft sich das eigene Leben nun gestaltet. Schritt für Schritt! Manch einer ist an dieser

Schwelle wieder rückwärtsgegangen oder stehengeblieben. Auch das Stehenbleiben ist falsch in diesem Zusammenhang. Kann doch ansonsten die hart erarbeitete, vom Individuum erwünschte und als notwendig erkannte Veränderung nicht eintreten. Ein Veränderungswunsch, der aus Ihrem Herzen kommt.

Gehen wir wieder rückwärts, fühlen wir uns auch wieder schlechter. Man kann sich das gut als Treppe vorstellen. Eine Treppe, auf der wir schon zahlreiche Stufen emporstiegen, dann aber aufgrund von Altlasten wieder einige Stufen rückwärtsgingen. Deshalb ist es wichtig, dass wir unsere persönliche Schwelle genau benennen. Es können mehrere Themen sein. Ebenso ist es möglich, dass nur ein einziges Thema, das in Wahrheit längst der Vergangenheit angehört, losgelassen werden muss.

An dieser Stelle möchte ich Ihnen erzählen, wie es bei mir selbst war. Den gesamten Prozess des Loslassens habe ich als den langwierigsten und gleichzeitig zähesten empfunden. Als meine Zeit gekommen war, endgültig voranzuschreiten, hatte ich häufig das Gefühl von: *„Ich kann nicht oder es geht nicht, dass ich wieder vorwärtsgehe."* Natürlich musste ich mir dann die Frage nach dem WARUM stellen. Schnell wurde klar, dass es um Menschen ging, Menschen aus meiner längst intellektuell und äußerlich abgeschlossenen Vergangenheit. Emotional jedoch waren sie noch präsent, jedenfalls schwerwiegende Teile. Im jungen Erwachsenenalter hatte ich gelernt, also in meinem Glaubenssystem verankert, dass es nicht richtig ist, einfach mit etwas abzuschließen und auf meinem Weg weiterzugehen. Ich hätte als egoistisch und rücksichtslos gegolten. Dieses negative Lernerlebnis ist ungefähr fünfundzwanzig Jahre her und geschah in einer Zeit, als ich aufgrund eines Schicksalsschlages recht labil war. Seitdem neigte ich dazu nichts loszulassen, sondern im Gegenteil alles festzuhalten. Das ist auch eine Möglichkeit seinen Müllsack zu füllen. Diese Einstellung manifestierte sich sogar auf körperlicher Ebene in meinem Verdauungssystem in Form von Verstopfungen. Das war krank, da haben Sie völlig Recht. Das Blöde an solchen Situationen ist ja, dass man gar nicht mehr spürt worum es geht, wenn man nur genug alten Müll mit sich herumträgt. Das bei all diesem Müll die Lebensenergie, die wir zum Vorwärtsgehen benötigen, sinkt, ist wohl verständlich.

In diesem Zusammenhang werden Sie erkennen, wie nah das Loslassen und das Verzeihen miteinander in Verbindung stehen. Es ist daher unbedingt ratsam an dieser Stelle noch einmal die „Verzeihungs-Liste" in die Hand zu nehmen und zu überprüfen, welche Altlast da noch vor sich hinschlummert. Vielleicht gibt es sogar noch ein Ereignis oder einen Menschen, den Sie bislang in diesem Prozess außen vor gelassen haben. Nun ist es an der Zeit auch diesem belastenden Teil mithilfe des „Emotionalen Stressabbaus" konkret zu Leibe zu rücken und aufzulösen. Damit Sie diese Übung nicht in vorhergehenden Kapiteln suchen müssen, schreibe ich Ihnen die Übung hier noch einmal auf.

Übung Loslassen:

Zur Vorbereitung auf diese Übung haben Sie sich bereits mit Ihrer „Verzeihen-Liste" beschäftigt und sich auch gedanklich damit auseinandergesetzt, was oder wen Sie noch festhalten, beziehungsweise nicht loslassen wollen. Vielleicht sind Sie auch dem WARUM schon auf die Spur gekommen. Mit diesen Gedanken und Emotionen gehen Sie nun in Ihre Sitzung.

Nehmen Sie sich für diese Übung ca. 30 Minuten Zeit. Tragen Sie für diese Übung bequeme Kleidung, einen Jogging-Anzug oder ähnliches. Dann sorgen Sie dafür, dass Sie vollkommen ungestört sind und keinerlei Nebengeräusche Sie ablenken. Dazu gehören auch Fernsehen, MP3-Player und so weiter. Sie legen oder setzen sich bequem hin; so locker es Ihnen möglich ist. Bringen Sie sich in eine Position, in der Ihr Kopf von hinten gestützt ist. Schlagen Sie nun Ihre Beine und Füße <u>nicht</u> übereinander. Anschließend legen Sie jeweils eine Hand flach auf die Stirn und eine Hand flach auf den oberen Bereich des Hinterkopfes und belassen sie dort während der gesamten Sitzung. Falls Ihnen währenddessen die Arme schwer werden, wechseln Sie einfach die Handstellung. Nun schließen Sie die Augen und atmen normal weiter. Achten Sie darauf, langsam auszuatmen. Beim Ausatmen denken Sie das Wort -LOSLASSEN-. Denken Sie immer wieder das Wort –LOSLASSEN-. Es spielt keine Rolle wie oft. Vielleicht genügt es Ihnen, dass Sie es einmal oder dreimal langsam wiederholen, während Sie ausatmen. Fügen Sie an dieser Stelle konkret ein, was Sie loslassen wollen. Es kann ganz pauschal die Vergangenheit sein, ein Mensch, oder eine konkrete Situation. Lassen Sie Ihre Gedanken und Gefühle dazu ans Licht kommen. Vielleicht schauen Sie diese Situation auch so lange an, bis Ihnen langweilig wird. Werden Ihre Gedanken an das Loslassen der konkreten Begebenheit von einem: „Ich kann nicht...", „Ich will nicht...", und so weiter begleitet, so fragen Sie: „WARUM kann ich nicht?", „WARUM will ich nicht?" Sie werden Ihre Antworten bekommen. Antworten, mit denen Sie dann weiterarbeiten können. Entweder allein oder mit professioneller Hilfe.

Wichtig bei dieser Übung ist, dass Ihre Hände auf Stirn und Hinterkopf bleiben, da diese Berührung „den Auftrag gibt", im vaskulären System (Blutsystem) Veränderungen vorzunehmen. Einfach ausgedrückt: die Durchblutung des Gehirns wieder anzuregen. Selbstverständlich können die Hände zwecks Erleichterung zwischendurch auch gewechselt werden, bis Sie das Gefühl haben, den bestimmten „Schlamassel" los zu sein.

So gelingt es:

Sie müssen nichts! Hängen Sie ruhig wie ein schlaffer Sack in den Kissen und lassen jeden verdammten Muskel einfach los. Sie sind allein und müssen nichts tun und nichts leisten! Konzentrieren Sie sich auf die negative und belastende Situation, bis es Ihnen schwerfällt oder gar unmöglich ist, die belastenden Gedanken und Gefühle aufrechtzuerhalten.

Schritt 10
Ruhe – Und Psychotherapie und Coaching

An dieser Stelle kann ich nur jedem empfehlen, sich psychologische Hilfe zu holen, und zwar möglichst rasch. Leider ist Deutschland hinsichtlich Psychotherapie immer noch ein Entwicklungsland. Es geschieht immer noch, dass die Inanspruchnahme einer Psychotherapie von Vorurteilen begleitet wird. Dies geschieht wohl nicht zuletzt aus Unkenntnis. Es gibt Länder, die sind uns dahingehend um einiges voraus.

Gönnen Sie sich Psychotherapie und Coaching! Sie haben es sich verdient!
Für Sie persönlich kann ein Psychotherapeut jemand sein, der Sie einerseits in Ihrem Wunsch nach Heilung unterstützt. Zudem kann er für Sie ein Gesprächspartner sein, der Sie in Ihrer Arbeit mit diesem Ratgeber begleitet. Sie können mit ihm Themen besprechen, die Sie Zuhause bearbeitet haben oder bearbeiten wollen. Er gibt Ihnen ein Feedback, wo vielleicht die Menschen aus Ihrem näheren Umfeld schweigen würden. Dort können Sie alle Fragen und Themen loswerden, bei denen Sie möglicherweise innerhalb der Familie einen Rückzieher machen würden, weil Sie Ihre Familie nicht überfordern und ängstigen wollen. Wenn Sie so weit sind, neue Ideen für Ihre Zukunft zu haben, können Sie diese während der Therapie ins Unreine sprechen, ohne dass später jemand sagt: „Du hast aber gesagt, dass…" Und wie so oft, wird manches klarer, wenn wir es ausgesprochen ha-

ben. Außerdem bietet der Therapeut den Luxus, dass Sie innerhalb der Beratungsstunde der wichtigste Mensch sind.

Nun, ich finde das sind mehr als genug Gründe für eine Psychotherapie. Und gut tut es auch noch. Das hier Geschriebene gilt selbstverständlich auch für einen Coach / Trainer. Wobei hier wahrscheinlich das Problem sein wird, dass Ihnen zurzeit das nötige Kleingeld dafür fehlt, da diese Sitzungen nicht von der Krankenkasse gezahlt werden und nicht gerade billig sind.

Sollten Sie ein „Neuling" in Sachen Coaching und Psychotherapie sein, erlaube ich mir eine Empfehlung für die Wahl auszusprechen.

Empfehlung:

Für das Finden eines geeigneten Therapeuten oder Coach ist es hilfreich eine Person auszuwählen, die selbst schon Krisen erfolgreich gemeistert hat und ihr Wissen nicht nur aus Büchern bezieht. Diese Person sollte idealerweise in der Lage sein, Sie in Ihren Belangen zu verstehen und am besten auch Ihre Nöte, Ängste und Verzweiflung nachempfinden, beziehungsweise auffangen können. Selbstredend können weder Therapeut noch Coach jede mögliche tragische Lebenssituation durchlebt haben. Dennoch: je mehr, desto besser. Hilfreich können Begleiter sein, die unter anderem grundlegende Elemente der angewandten Kinesiologie beherrschen. Aus meiner eigenen Erfahrung kann dies wesentlich zur Problemlösung beitragen. Aber auch hier gilt:

Kinesiologe ist nicht gleich Kinesiologe. Und die Kinesiologie allein ist mit Sicherheit auch nicht des Rätsels Lösung. Auf jeden Fall aber sollte eine Person Ihres Vertrauens Ihre erste Wahl sein.

Bevor Sie sich nun auf den Weg in Therapie und Coaching machen, gibt es noch eine Handvoll sinnvoller Fragen, die sich stellen sollten:

- **Ist es Ihr eigener Entschluss, Hilfe von außen zu holen oder wurde ich von jemandem gedrängt?**

- **Sind Sie bereit anzuerkennen, dass Sie selbst einen Anteil an Ihrem derzeitigen Schlamassel haben?**

- **Sind Sie bereit Ursachenforschung zu betreiben und neue Wege zu beschreiten?**

- **Können Sie sich vorstellen aktiv Verantwortung für Ihr Leben zu übernehmen?**

- **Sind Sie bereit Verantwortung für den Erfolg der Therapie / Beratung zu übernehmen?**

Für Ihren persönlichen Erfolg ist sinnvoll, dass Sie die Fragen mit „Ja" beantworten können.

Am Ende der Therapie könnten Sie sich hinsichtlich Ihrer Zukunft folgende Fragen stellen?

- **Wie erfolgreich waren / sind Therapie und Coaching?**

- **Fühlen Sie sich (wieder) gesund und kräftig?**

- **Was genau hat die Therapie mir gebracht?**

8. Kapitel

Schlusswort

Während des Schreibens kam natürlich die Frage danach, was ich denn als Schlusswort schreiben könnte.

Zuerst danke ich Ihnen, dass Sie mit dem Lesen bis zu dieser Stelle durchgehalten haben. Auch wurde mir bewusst, dass es mir ein Bedürfnis ist, Ihnen mitzuteilen, was ich aus dieser Zeit – meinem persönlichen Super-Gau – mitgenommen habe. Zu Beginn, als sich alles in mir um Geld drehte und ich in ständiger Existenzangst lebte, dachte ich, dass alles gut wäre, wenn ich nur endlich wieder Geld hätte. Dann wären alle meine Probleme gelöst. Doch während meiner Hartz-IV-Zeit wurde mir klar, dass dies nicht *Die Lösung* für mich gewesen wäre. Zum einen wäre ich wahrscheinlich früher oder später wieder in alte Geldmuster gefallen, hätte mir immer teurere Autos geleast und auch sonst einen zu aufwendigen Lebensstil gehabt. Zum anderen hätte ich ganz sicher nicht begriffen, gelernt und internalisiert auf mein Herz zu hören und den klaren Weisungen zu folgen, so dass mir eine tiefe Erfüllung und Befriedigung in meinem Beruf und in meinem Leben insgesamt versagt geblieben wären. Für mich persönlich war es ein sehr schwerer aber lohnenswerter Weg. Ein Weg, den ich ohne diese Krise niemals beschritten hätte. Es war *not-wendig*, alles zu verlieren, damit ich mich auf meine

Kernkompetenzen besinne, auf das, *was* und *wer* ich wirklich bin.

Dann möchte ich auch noch etwas zum lieben Geld schreiben. Wenn wir arm sind, leben wir oftmals in Vermeidungsstrategien. Beispielsweise vermeiden wir es Geschäfte zu betreten, die teure Waren verkaufen. Wenn wir dennoch an Schaufenstern oder Verkaufsregalen stehen und uns hochpreisige Auslagen ansehen, machen wir unbewusst anderen Menschen Platz, in der Regel, wenn diese den Eindruck bei uns erwecken, dass Sie über das notwendige Kleingeld verfügen, diese Dinge zu erwerben. Man macht diesen Menschen unbewusst Platz. Sie brauchen kein Wort diesbezüglich zu sagen. Wenn Sie also mal wieder so weit sind, dass andere Menschen für Sie Platz machen, wenn Sie an eine exklusive Schaufensterauslage treten, haben Sie einen Meilenstein in Sachen Armutsbewusstsein, beziehungsweise Wohlstandsbewusstsein (wieder)erlangt. Darüber hinaus gibt es ein weiteres gutes Zeichen, das Ihnen signalisiert, dass es wieder aufwärts geht. Wachsende Unzufriedenheit mit Ihrer aktuellen abhängigen Lebenssituation. Zur Erläuterung: Je gesünder Sie werden, desto mehr Ideen und Unternehmungslust zeigen sich in Ihrem Leben. Da der Geldbeutel zu Beginn noch schmal ist, ist es naheliegend, dass Sie mit Ihrer finanziellen Situation unzufrieden werden und dies ändern wollen. Das ist gut und richtig. Verdrängen Sie dieses Gefühl nicht, sondern kanalisieren Sie es als Handlungsimpulse in Ihre berufliche Zukunft. Eine Zukunft, die Sie auf Ihren eigenen Beinen stehen lässt.

In diesem Sinne wünsche ich Ihnen gutes Gelingen in all Ihren Unternehmungen!

9. Kapitel

Adressen, die weiterhelfen

- ➤ Betreuungsverfahren: Amtsgericht
- ➤ Schulden: Schuldnerberatungsstellen evangelische und katholische Kirchen, sowie Beratungsstellen mit positivem Ruf
- ➤ Sparen: Energiesparen – die regionalen Energieversorger, wie beispielsweise die Stadtwerke, geben ihren Kunden oftmals kostenlose Energiespartipps.
- ➤ Einführung in Kinesiologie und Muskeltest - der Selbsttest als Selbsthilfeinstrument. Angeboten wird dies von Volkshochschulen, Familienbildungszentren und Krankenhäusern zu einem geringen Beitrag.
- ➤ Umgang mit Taschengeld: www.familienratgeber-nrw.de
- ➤ Für diejenigen, die ihre Kinder spielerisch an das Thema Taschengeld heranführen möchten, empfiehlt sich das Hörspiel: „Conni bekommt Taschengeld."
- ➤ Kostenfreie anonyme Telefonseelsorge
  - • Evangelisch   0800 1 11 01 11
  - • Katholisch   0800 1 11 02 22

Einige der hier genannten Adressen stellen ihre Hilfe kostenlos zur Verfügung. Machen Sie sich schlau.

10. Kapitel

Danke

An dieser Stelle danke ich allen Menschen, die mich zu diesem Buch inspirierten. Jene, die mich während des Schreibens unterstützt und positiv begleitet haben. An diese Stelle gehört außerdem ein großes Dankeschön an die Menschen, die sich mir anvertrauten und mir von ihren Nöten erzählten, die ich teilweise in diesem Ratgeber aufgegriffen habe. Ganz besonders danke ich denjenigen, die mich auch dann ertragen haben, wenn ich während des Schreibens frustriert war, weil Grenzen zu akzeptieren waren, von denen ich nicht wusste, dass sie in mir existierten. Zu diesen Menschen gehören im Besonderen mein Sohn und J. Zweerings.

11. Kapitel

In eigener Sache

Liebe Leserin, lieber Leser,
wenn Ihnen mein Buch gefallen und in irgendeiner Form Nutzen gebracht hat, freue ich mich sehr. Falls Sie darüber hinaus Lust verspüren, mehr für sich in Sachen Gesundheit, Glück und Erfolg zu tun, so könnte meine Homepage für Sie von Interesse sein. Dort finden Sie weitere Buchprojekte und andere Möglichkeiten an Ihrem Wohlbefinden zu arbeiten. Dies sind zurzeit:

➢ **Telefon-Coaching**
➢ **Sorgentelefon und Expertenrat**
➢ **Einzeltrainings zur Auflösung von Lebenskrisen**
➢ **Online-Seminare**

Selbstverständlich finden Sie auf meiner Homepage neben meinen Kontaktdaten und weiteren Buchprojekten auch nähere Informationen zu meinem aktuellen Beratungsangebot und meiner Trainings-Methode:

Das *Si*byl*T*raining

Schauen Sie einfach einmal vorbei. Ich jedenfalls freue mich schon heute über Ihren Besuch auf meiner Homepage!
Auf der folgenden Seite finden Sie meine Kontaktdaten.

Hier meine Kontaktdaten:
Homepage: <u>www.sibyltrainings.eu</u>
E-Mail: info@sibyltrainings.eu
Fon: (+049)02461 / 70 399 70

Alles erdenklich Gute für Ihre Zukunft wünscht Ihnen

Ihre
Magdalene Baum